3 1994 01309 5267

8/06

SANTA ANA PUBLIC LIBRARY
NEWHOPE BRANCH

Colección dirigida por Manuel Manzano

MIS PRIMEROS 100 DÍAS

GUÍA MÉDICA PARA EL RECIÉN NACIDO

José Luis Romero

MIS PRIMEROS 100 DÍAS

GUÍA MÉDICA PARA EL RECIÉN NACIDO

J SP PARENT 649.122 ROM
Romero, Jose Luis
Mis primeros 100 dias

$28.50
NEWHOPE 31994013095267

EDITORIAL JUVENTUD, S. A.
PROVENÇA, 101 - BARCELONA

Queda rigurosamente prohibida, sin la autorización escrita de los titulares del copyright, bajo las sanciones establecidas por las leyes, la reproducción parcial o total de esta obra por cualquier procedimiento, comprendidos la reprografía y el tratamiento informático, y la distribución de ejemplares mediante alquiler o préstamo públicos.

© José Luis Romero
© EDITORIAL JUVENTUD, S.A.
Provença, 101 - 08029 Barcelona
E-mail: editorialjuventud@retemail.es
www.editorialjuventud.es
Primera edición, 2000
Segunda edición, 2001
Director de la colección: Manuel Manzano
Ilustraciones: La Maquineta
ISBN 84-261-3162-X
Depósito legal: B: 18.509-2001
Núm. de edición de E. J.: 9.923
Impreso en España - Printed in Spain
Carvigraf, c/. Cot, 31 - 08291 Ripollet (Barcelona)

Al acercarse el momento del nacimiento del primer hijo, es normal que una madre responsable sienta ciertas dudas respecto a su capacidad para cumplir con la tarea que se le presenta. Por eso, presta cada vez más atención a las opiniones de familiares y amigas con experiencia, y busca en revistas y libros, leyendo todo lo relacionado con el mundo de los bebés. A esto se suman después del parto los consejos que recibe de distintos médicos y enfermeras, y de casi cualquier persona que entre en la habitación, con lo que es probable acabar lamentando no haber estudiado la carrera de pediatría antes de decidirse a tener un hijo. Porque, según parece, criar bien a un bebé supone memorizar y seguir a rajatabla numerosas normas, y el riesgo de cometer una equivocación imperdonable está a la vuelta de cada esquina. Y además, hay opiniones para casi todos los gustos, y cada uno parece muy convencido de la suya.

Muchos consejos, muchas teorías... y una realidad bastante más sencilla, como pronto comprobarás, pues estás mejor preparada de lo que quizá creas. Desde luego, la experiencia es una gran ayuda, pero si las madres coinciden en afirmar que con el segundo hijo todo resulta más fácil, no es tanto por las cosas concretas que han aprendido con el primero, como por la confianza y seguridad en sí mismas que han adquirido. Porque **tu hijo no necesita una enfermera perfecta, sino una madre** que, al atenderle con naturalidad, le transmita todo el cariño que siente. **Y cuidar bien a un bebé, es**

ante todo una cuestion de instinto y de sentido común. Fiándote de tu instinto, usando el sentido común y siguiendo las instrucciones de tu pediatra, sabrás hacerlo perfectamente.

Partiendo de tal convicción, **este libro pretende estimular la confianza que debes tener en tus propios recursos y colaborar con tu pediatra en este sentido** tratando de llegar donde él quizá no alcance, por falta de ocasión o de tiempo.

En efecto, hay cosas que ni se comentan con el pediatra, porque «toda la vida ha sido así», porque «todo el mundo hace lo mismo» y, sin embargo, son creencias y costumbres tan arraigadas como equivocadas. Unas pocas son realmente engañosas, pero la mayoría carece de la menor lógica y nunca se aceptarían si se diese más valor al propio sentido común que a la tradición. Este libro intenta combatir de forma particular esas exageraciones y errores que, en el mejor de los casos, sólo llevan a complicarse inútilmente la existencia, y a empezar a creer que el sentido común no sirve de mucho.

Por otro lado, todavía no se insiste suficientemente en la conveniencia de tener una entrevista con el pediatra antes del nacimiento del bebé, ni se dan facilidades para que acabe siendo una costumbre, y este libro puede prestar su ayuda durante los días previos a esa primera visita, en los que tener las ideas claras y saber rechazar los malos consejos es especialmente importante.

Finalmente, el pediatra no siempre dispone del tiempo necesario para dar todas las explicaciones que quisiera, y a veces no tiene más remedio que limitarse a responder casi con monosílabos y dictar una serie de instrucciones. Sin explicaciones, sólo cabe creer y obedecer, y aunque eso basta para salir del paso, se acaba dependiendo excesivamente de terceros. No es acostumbrándose a seguir al pie de la letra las indicaciones de una receta como se llega a ser un buen cocinero, sino descubriendo a la vez los fundamentos del oficio. Las explicaciones que acompañan a todas las normas y consejos que encontrarás aquí, pretenden ayudarte a actuar acertadamente, de forma sencilla, natural y segura.

DESCRIPCIÓN Y GUÍA DE LECTURA

Este libro contiene información útil para cuidar a un bebé sin problemas especiales durante sus tres primeros meses de vida, y da respuesta a la inmensa mayoría de preguntas que las madres hacen realmente sobre ellos.

Aunque se puede utilizar como un manual de consulta, está escrito para ser leído de principio a fin. Como es habitual, los temas están agrupados por capítulos que, en gran medida, coinciden con el orden natural con el que se presentan las dudas y problemas a lo largo del tiempo. Y es recomendable leer los tres primeros capítulos antes de que nazca el niño, especialmente en el caso de que su propio pediatra no lo empiece a atender desde el mismo momento del parto, o no se haya tenido una entrevista previa con él.

El primer capítulo explica cómo es **el recién nacido,** y su lectura puede evitar algunas falsas alarmas bastante típicas de los días previos a la primera visita del pediatra. Se sigue con los **cuidados e higiene** del bebé, tema en el que los errores y exageraciones son tan abundantes como fáciles de evitar, y en el que se incluyen unas esenciales observaciones acerca de la estancia en la maternidad. El tercero trata de la **alimentación,** y si es el más extenso y dedica mucho más espacio a la lactancia materna que a la artificial no es porque la natural sea más difícil, sino por la cantidad de ideas equivocadas que pueden acabar haciéndola imposible, de modo que conviene leerlo atentamente antes de tener al niño.

La que podría considerarse como segunda parte, más propia para ser leída después del nacimiento del bebé, se inicia con el capítulo que describe sus **primeros progresos,** lo que debe hacer a lo largo de sus tres primeros meses de vida, los signos que podrían indicar que algo anda mal y lo que necesita para estimular su desarrollo. El siguiente se refiere a **problemas y enfermedades,** empezando por el llanto, que es quizás el más inquietante para muchas futuras madres, y acabando por los motivos de consulta urgente y signos de enfermedad que deben conocerse. El resto se dedica más a explicar lo que no es una enfermedad, que a hablar propiamente de ellas, porque si ningún libro puede sustituir al pediatra, mucho menos en este terreno. El último capítulo, que versa sobre **prevención** de enfermedades y accidentes, incluye unas páginas dedicadas a los celos de un posible hermanito (porque los celos también se pueden prevenir), y una pequeña guía de primeros auxilios.

Muchos temas se exponen en forma de preguntas y respuestas, y así como se describe al recién nacido y sus múltiples particularidades contestando a las preguntas de una madre alarmada, gran parte de sus cuidados e higiene se explican matizando o rechazando ideas exageradas o erróneas relativamente comunes. Esto refleja bastante la realidad cotidiana, pero es cierto que se han convertido en alarmas o exageraciones algunas cosas que de hecho se plantean como simples preguntas. Y a lo largo del libro, se responde y dialoga con una madre que en unas ocasiones se muestra tremendamente ingenua y en otras escéptica y resabiada. Tampoco el pediatra contesta siempre en el mismo tono, pues a veces lo hace bromeando o añadiendo algún comentario irónico, y lo mismo sucede con una pequeña colaboradora que aparece a partir del segundo capítulo. Evidentemente, todo esto son sólo recursos para tratar de hacer más amena la lectura, que sin duda sabrás disculpar si en algun caso te resultan poco oportunos.

Aunque todas las recomendaciones y normas reunidas en este volumen están documentadas, es fácil que tu pediatra discrepe de algunas, pues las hay que son opinables. Por otro lado, distintas políticas pueden resultar buenas si se aplican con coherencia, y la actitud que aquí se propone, no tiene por qué ser la más adecuada para todas las madres. Por eso no es un puro formalismo ni una manera de eludir responsabilidades el insistir en que ningun libro puede sustituir al pediatra, ni siquiera cuando sólo se trata de saber cómo debe cuidarse a un bebé sano.

EL RECIÉN NACIDO

PECULIARIDADES DEL RECIÉN NACIDO

Los niños no son unos locos bajitos. Y los recién nacidos tampoco son sólo más inmaduros, pequeños y cabezones que ellos, pues tienen otras muchas particularidades más o menos evidentes y comunes que a menudo inquietan a sus padres. Y a veces con toda razón, porque también pueden tener auténticos problemas que se confunden con ellas.

El pediatra despejará cualquier duda, pero por evitarte algún que otro sobresalto y aprovechar para hacer unas primeras recomendaciones, en las proximas páginas se detallan las falsas alarmas más típicas que provocan los recién nacidos, casi siempre a causa de sus peculiaridades.

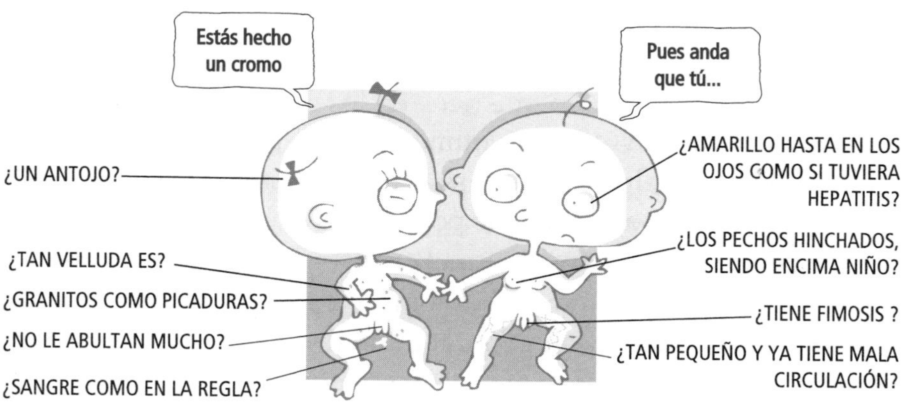

CONSECUENCIAS DEL PARTO

A cualquiera que haya presenciado un parto algo complicado, le puede parecer casi milagroso que el tocólogo logre sacar al niño sin hacerle daño. Sin embargo, en ocasiones, incluso tras un parto fácil, los bebés aparecen con alguna que otra señal.

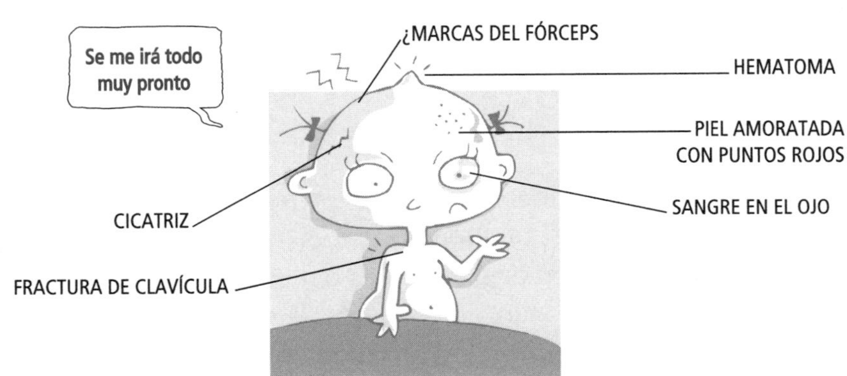

No obstante, el hecho de que el niño tenga alguna lesión producida durante el parto no significa que el médico haya actuado incorrectamente, ni que hubiera sido mejor hacer una cesárea. Se tiende a creer que la cesárea es una operación fácil, pero sacar a un bebé a través de una abertura efectuada en el vientre de la madre, cuando él está dispuesto para salir por la vía normal, tampoco es coser y cantar. Además, al nacer de forma natural, la presión que recibe su cuerpo exprime el líquido que tiene en los pulmones y lo estimula a respirar. Y en la cesárea, al faltar ese mecanismo, el niño puede tener problemas respiratorios durante los primeros días y su reanimación ha de ser generalmente más activa.

Desde luego, la cesárea es muchas veces totalmente imprescindible, y evita que algunos bebés sufran lesiones gravísimas y sin remedio. Pero si los tocólogos tratan de hacer sólo las necesarias, también es por procurar lo mejor para el niño.

LA PIEL: SUSTOS A PRIMERA VISTA

COLORES

El bebé tiene menos color que cuando nació... ¿Se estará quedando anémico?

Nacen con un color muy encendido (que suele encantar a las madres) porque les **circula abundante sangre por la piel,** y además **tienen muchos glóbulos rojos,** pero pronto **disminuyen ambas cosas, y su color cambia al rosa... o al amarillo.**

Parece algo amarillo... ¿Tendrá algo del hígado?

Como consecuencia de la destrucción de los glóbulos rojos sobrantes, en todos los recién nacidos aumenta la cantidad de bilirrubina que circula por su sangre. A algunos les sube un poco más, y como es amarilla, la piel y los ojos adquieren ese color y decimos que el bebé **tiene una «ictericia fisiológica», absolutamente normal a partir de los dos o tres días de vida.** Sin embargo, si empieza antes, o es muy intensa, o dura más de diez días, **también es posible que sea el primer signo de un problema** de la sangre o del hígado, e incluso puede ser peligrosa por sí misma.

Tiene las manos y los pies azulados... ¿No será que padece del corazón?

Uno de los signos de muchas enfermedades del corazón o los pulmones, es **el color azul (o «cianosis»)** que cogen los labios, la boca, las orejas y las uñas, debido a la falta de oxígeno en la sangre. Pero **puede ser normal en las manos y los pies durante los dos primeros días de vida,** especialmente si los tienen algo fríos, pues en esas condiciones la sangre circula más despacio y pierde así mucho oxígeno, con lo que se vuelve más oscura.

A veces le salen unas vetas en la piel, que queda como el mármol... ¿Tiene un problema de mala circulación de la sangre?

La sangre deja de circular por algunas zonas de la piel cuando hace más falta en otras partes del organismo o conviene no perder calor, y **durante los primeros meses es normal que aparezca la llamada «cutis marmorata»,** sobre todo si el bebé nota algo de frío.

MANCHAS

Se le ven puntitos de sangre y las marcas del fórceps en la sien... ¿Le habrán hecho daño?

Aunque son más llamativas cuando el bebé nace de cara, **siempre pueden producirse hemorragias bajo la piel de la zona de presentación,** es decir, en lo primero que asoma al exterior. Y si en el parto ha convenido utilizar fórceps o espátulas, **es probable que dejen señales bastante aparatosas aunque no le hayan apretado mucho.**

Tiene un morado en la espalda, abajo... ¿No se les habrá caído al suelo?

Muchos recién nacidos tienen una mancha azulada, a veces enorme, en la parte baja de la espalda, en las nalgas o en los muslos, y que sólo es problema por el susto que se pueden llevar los padres al verla, sobre todo si alguien les dice: «Tranquilos, que el niño no se ha caído: **sólo es una mancha mongólica...»** y la madre se desmaya antes de que puedan explicarle que **no tiene nada que ver con el mongolismo o síndrome de Down.** Claro que luego es el padre quien frunce el ceño al oír que la mancha se llama así porque es típica de la raza mongol y muy corriente entre negros y asiáticos... hasta que escucha que también es frecuente en los niños hispanoamericanos y del sur de Europa; para entonces, a nadie le preocupa ya mucho saber que **es una pigmentación de la piel que siempre se aclara,** y que a los dos o tres años ya no suele ni verse.

Le han salido unas manchas rosas en el párpado y en la nuca... ¿Se le irán?
Casi todos los niños nacen con alguna mancha en el cuerpo, que la mayor parte de las veces no supone problema alguno. Pero en otras épocas, cuando se les llamaba «antojos» creyendo que salían por no haber satisfecho un capricho de la embarazada, servían para que los maridos se ganaran una bronca («Ya te lo advertí»). Algunas pueden persistir, pero las manchas rosas y planas de los párpados, las de la raíz de la nariz, y las de la nuca, que **se llaman angiomas** (y son tan frecuentes que también se las conoce como «marcas de la cigüeña»), **desaparecen siempre:** al año las de los párpados, quizá algo más tarde las de la nariz, y aunque las de la nuca no se van en todos los casos, al quedar cubiertas por el pelo también puede decirse que desaparecen.

GRANOS

Le están saliendo granitos, que van y vienen, y parecen... ¿picaduras?
Al segundo o tercer día de vida, a casi la mitad de los recién nacidos les aparecen algunas manchas rojas por el cuerpo, a veces con una ampollita muy pequeña en el centro, parecidísimas a las picaduras de pulga. Y aunque duran poco, cuando se van unas salen otras, y la cosa puede prolongarse hasta un par de semanas: **es un eritema tóxico o exantema toxo-alérgico,** pero a pesar de los nombres y de lo frecuente que es, no se sabe a ciencia cierta a qué es debido. Por suerte, **se soluciona solo** y suele respetar la cara, con lo que no impide dejar testimonio fotográfico de lo monísimo que es el bebé. Y por desgracia, como casi siempre, es mejor que lo vea el pediatra, no vaya a tratarse de otra cosa.

Tiene unos granitos en la cara... ¿Será culpa de la leche?

Granitos los hay de muchos tipos, y el pediatra dirá, pero en la nariz y las mejillas de los recién nacidos, es muy frecuente ver unos puntos blancos del tamaño de un grano de mijo, llamados precisamente por eso **«milium»,** que no son más que poros cerrados y llenos de grasa. Y si la temperatura o la humedad son excesivas, también son comunes la **sudamina** y otras erupciones producidas por el sudor. Más adelante, tampoco es raro que tengan **acné,** pues las hormonas que les han llegado durante el embarazo hacen que durante unos meses su piel tenga problemas típicos de los adolescentes. Todo eso se resuelve sin necesidad de tratamiento y, sea lo que sea, **la leche no tiene nada que ver,** a menos que estén tomando biberón y tengan habones grandes por todo el cuerpo, en cuyo caso podría tratarse de una urticaria por alergia a las proteínas de la leche de vaca.

OTRAS DUDAS SOBRE LA PIEL Y EL PELO

Al nacer estaba cubierto de una especie de grasa blanca... ¿Es eso normal?

Es normal y bueno. Recordar que **se llama «vérnix caseosa»** sólo es necesario para poder aprobar el examen de pediatría pero, en cambio, es útil saber que **actúa como una crema protectora** que la madre naturaleza pone al final del embarazo, para que al niño no se le macere la piel por culpa del líquido en el que está sumergido, y que también le sirve de abrigo durante las primeras horas de vida, de modo que **no se ha de quitar,** se seca y va desprendiéndose sola.

Se le está cayendo la piel a escamas... ¿Es una enfermedad?

Todos se descaman en mayor o menor medida, y los que han pesado poco, o han nacido con retraso, o han pasado frío, lo suelen hacer de manera exagerada. Por lo demás, si la piel que queda debajo tiene buen aspecto, seguro que **es una descamación fisiológica,** es decir, algo normal.

Tiene una cicatriz en la cabeza, como si le hubieran pinchado ahí... ¿Es posible?

Sí es posible, y es señal de que lo han vigilado muy bien. **Durante el parto, a menudo se les pincha en la cabeza** (o en lo primero que asome), **para hacerles un análisis de sangre** y comprobar si les va llegando suficiente oxígeno, o por el contrario, lo están pasando mal y hay que utilizar otros métodos para sacarlos lo antes posible. Y a veces también presentan señales causadas por otros aparatos empleados con el mismo fin.

Está bastante calvo / Tiene mucho pelo... ¿Será siempre igual?

Los melenudos suelen perder pelo en las primeras semanas, y los calvitos a veces acaban teniendo una hermosa cabellera, de manera que, por lo que tengan al nacer, **no pueden hacerse pronósticos.**

Tiene vello en los hombros, en la espalda, y hasta en la frente... ¿Tan peludo será?

Desde el quinto mes de embarazo están totalmente cubiertos de un pelo muy fino que desaparece poco antes de nacer, pero que aún puede verse en esas zonas, sobre todo si el parto se adelanta algo. **Se llama «lanugo» y cae todo a los pocos días.**

Se está quedando sin pelo en la coronilla... ¿Se volverá calvo?

Al pasarse tantas horas echados boca arriba, no es raro que pierdan el pelo de la zona sobre la que se apoyan, pero **pronto volverá a salir.**

DE CINTURA PARA ARRIBA: MÁS SUSTOS

LA CABEZA

Con el parto le ha salido un chichón enorme en la cabeza... ¿Tan malo ha sido? ¿Cuándo se le irá?

Si no tiene más que eso, **seguramente el parto sólo ha sido un poco largo.** Cuando el bulto se aprecia ya nada más nacer y el pediatra dice que es **un «caput succedaneum»,** no es más que agua, y **desaparecerá en pocos días.** En cambio, si se va formando poco a poco suele tratarse de **un «cefalohematoma»,** contiene, pues, sangre, y **puede durar bastantes semanas.**

Le toco un borde saliente en la cabeza, igual que si... ¿No será un hueso roto?

Quizá sea una de las suturas que unen los huesos del cráneo entre sí, y que en el recién nacido se palpan con facilidad. Pero **el parto también puede haber provocado que uno se monte encima de otro.** No obstante, aunque parezca mentira, **no pasa nada.**

Me han dicho que le falta calcio porque tiene la mollera enorme... ¿Que le puede pasar?

Nada... a menos que se sigan las recomendaciones de quien haya hecho tal afirmación, que no será un pediatra, pues aparte de que habitualmente decimos «fontanela anterior» en vez de «mollera», todos sabemos que **la fontanela puede ser bastante grande en bebés absolutamente normales, sin que les haya faltado calcio ni necesiten dosis extras para cerrarla.** Y si al nacer es realmente mayor de lo normal, el problema tampoco suele tener mucho que ver con el calcio.

A veces se le ve latir la fontanela, y al llorar se le abulta... ¿No es eso un signo muy alarmante?

En algunas enfermedades, la fontanela está continuamente

abombada o muy deprimida, pero **es normal** que les abulte al llorar y que se la vea subir y bajar, sobre todo cuando están chupando con fuerza o se les tiene en brazos en posición vertical.

LOS OJOS

▶ *Tiene los párpados hinchados y una mancha como de sangre en un ojo... ¿Es algo grave?*

Todos nacen con la cara algo hinchada, a veces más de un lado que del otro, y los párpados se ponen aún peor cuando lloran. Durante partos difíciles o largos, **muchas veces la presión produce una hemorragia en la conjuntiva del ojo, que no tiene la menor importancia y desaparece en una o dos semanas.**

▶ *Abre menos un ojo que el otro... ¿Es normal?*

Eso **es muy corriente al nacer** y, con poquísimas excepciones que hacen necesario advertir al pediatra, **enseguida se resuelve sólo.**

▶ *El niño tiene los ojos azules, y en nuestras familias no hay nadie así... ¿Cómo es posible?*

Este susto sólo lo sufren los hombres, pues las madres nunca tienen dudas en este sentido... y saben muy bien que los ojos pueden ir oscureciéndose con el paso del tiempo. Pero **si se quedan azules es que antepasados, más o menos lejanos, de ambos padres también los tenían así.**

▶ *Le caen lágrimas todo el rato, aunque no llore... ¿Tendrá algo en el ojo?*

El excesivo lagrimeo que algunos niños empiezan a presentar **a las pocas semanas de vida,** acompañado a menudo de legañas e infecciones repetidas, **casi siempre es debido a la obs-**

trucción del conducto por donde las lágrimas desaguan e la nariz, y **suele resolverse con unos masajes** que el pediatr recomendará, aunque a veces es necesaria la intervención d oftalmólogo. **Pero si empieza nada más nacer o además d lagrimear les molesta mucho la luz, el problema puede se grave y urgente.**

LAS OREJAS

Tiene orejas de soplillo, y dicen que con esparadrapo no se arreglan... ¿Se quedará así?

Las orejas desplegadas (modelo «Dumbo»), **destacarán men cuando se vaya haciendo mayor.** Pero si son tan llamativas qu van a convertirse en motivo de burla, **podrán corregirse a pa tir de los cinco años por medio de una sencilla operació** Y está bien procurar que no les queden dobladas mientr duermen, pero **pegarlas con esparadrapo es tan inútil com molesto.**

LA BOCA

Le ha salido un callo en el centro del labio de arriba, de tanto chupar... ¿Le hará daño?

Se ve en casi todos los bebés, se desprende solo en pocos dí y, desde luego, **no duele.** Pero a pesar de que **se conoce com «callo de succión»,** hoy se sabe que **no tiene que ver con succión.** En cambio, las llamadas «ampollas de succión» qu se ven en las manos o los pies de algunos recién nacidos, s realmente la consecuencia de los chupetones que ya se h dado durante el embarazo.

Se le ven unos bultitos blancos en las encías... ¿Es posible que ya sean los dientes?

Aunque es muy poco frecuente, algunos niños nacen con dientes. Y como están medio sueltos, suele ser necesario sacárselos antes de que se desprendan sólos y puedan ir a parar a los bronquios. Sin embargo, **lo más probable es que se trate de unos quistes, frecuentes en el paladar y en las encías** de los recién nacidos, **que desaparecen sin hacer nada.** Los del paladar se llaman «perlas de Epstein» y los de las encías, «nódulos de Bohn», pero saberlo sólo vale para resolver crucigramas difíciles o dejar pasmado al pediatra: «Doctor, me parece que el niño tiene unas perlas de Epstein en la boca...».

Tiene la boca sucia de leche, pero no consigo limpiársela... ¿Qué pasa?

Cuando parece que les quedan restos de leche en los carrillos y en el paladar pero no se pueden eliminar fácilmente, es que **no es leche sino «muguet», una infección** de la boca bastante corriente durante los primeros meses, **producida por unos hongos llamados «cándidas».** Puede causar molestias y dificultar la alimentación, de forma que **debe ser tratada por el pediatra.** Como los hongos prenden enseguida en los sitios húmedos, es muy posible que el niño tenga además infectada la zona cubierta por el pañal; y si se le está dando de mamar, los pezones de su madre también necesitarán tratamiento.

EL TRONCO

Debajo de un pezón, se le ve algo parecido a... ¡Tiene una tetilla de más!

A causa de un mínimo e inofensivo fallo de la naturaleza, algunos bebés nacen con **un pequeño pezón «supernumerario»,** que con el tiempo aún se verá menos puesto que nunca aumenta de tamaño.

Se le han inflamado los pechos... ¿Se habrán infectado?

Si están muy rojos y calientes, hay que avisar al pediatra por acaso, pero tanto los niños como las niñas **tienen hormon femeninas procedentes de su madre que provocan hinchazó de sus mamas, de las que a veces hasta sale algo de lech** Bajarán por sí solas, y **nunca hay que intentar vaciarlas** porq entonces sí que se podrían infectar.

Le rompen la clavícula, tardan ocho días en enterarse... ¿y ahora ni siquie le ponen un vendaje?

No es difícil que una clavícula se rompa al nacer, ni que pa una semana antes de que un bulto delate lo ocurrido, au que tanto el parto como el examen del recién nacido haya sido bien efectuados. **Es un hueso muy vulnerable, y si fractura no es completa puede pasar totalmente desaperc bida,** lo cual no supone problema alguno pues **todas cura perfectamente sin precisar inmovilización,** y sólo hay qu procurar manipular al niño con cuidado cuando son dol rosas.

EL CORAZÓN

Al darle de mamar, noto que el corazón le va a toda velocidad... ¿Tiene taquicardia?

Si fuera un adulto, desde luego; pero por término medio, **la fr cuencia cardíaca de un recién nacido es de unos 120 latidos p minuto,** y llorando puede llegar a 160.

Tiene un soplo y le van a hacer una ecografía del corazón... ¿Puede ser algo grave?

Aparte de poder dar soplos y otros ruidos anormales, **l enfermedades más graves del corazón suelen dar otros sí**

tomas, como cianosis (piel azulada), palidez, respiración rápida y fatiga al comer. Si un recién nacido sólo tiene un soplo, quizá se le encuentre un defecto más o menos importante, pero también **puede desaparecer por sí solo, si es debido a un simple retraso en el cierre de orificios y conductos del corazón que se produce tras el nacimiento.**

DE CINTURA PARA ABAJO: AÚN MÁS SUSTOS

EL SEXO FEMENINO

Lo tiene todo muy hinchado, y el clítoris parece muy grande... ¿Es eso normal?

Aunque no siempre lo expresan tan abiertamente, el aspecto de los genitales de las recién nacidas inquieta a bastantes padres. Un clítoris realmente excesivo podría ser un signo de masculinización, propio de ciertos trastornos que producen anomalías en la diferenciación sexual, pero **la prominencia de los labios menores y del clítoris es normal al nacer, así como la tumefacción de la vulva,** debida a un edema o acumulación de agua **que desaparecerá durante el primer mes de vida.**

Saca una especie de flujo por la vagina... ¿Es por una infección?

La secreción blanquecina y cremosa que a menudo se observa en la vagina de las recién nacidas **también es causada por la influencia de las hormonas maternas,** y cede espontáneamente en muy pocos días sin necesidad de hacer nada especial. A veces, **incluso pueden tener pequeñas pérdidas de sangre,** como una regla en miniatura.

EL SEXO MASCULINO

El niño tiene un testículo enorme, hinchadísimo... ¿Le va a afectar en algo?

El pediatra comprobará que no se trate de una hernia, pero **seguramente sólo es agua,** líquido procedente del abdomen que ha quedado retenido entre la piel y el testículo, a veces en gran cantidad (muy especialmente si el bebé ha nacido de nalgas), y **que no le causará ningún daño.** Sin embargo, **puede tardar hasta un año en desaparecer y conviene vigilar su evolución,** pues aunque sea raro, cuando un «hidrocele» se mantiene muy voluminoso o aumenta de tamaño, puede ser necesario recurrir a la cirugía.

Dicen que sólo le encuentran un testículo, pero que puede ser normal... ¿Cómo es eso?

Los testículos se forman dentro del abdomen, y luego descienden hasta llegar a las bolsas, pero **a veces bajan más despacio y sólo es cuestión de tiempo** para que alcancen su destino definitivo. No obstante, también pueden quedarse a medio camino, y si a los dos o tres años no están en su sitio, el pediatra recomendará intervenir.

La piel del pene no se le puede retirar hacia atrás... ¿Tiene fimosis?

Sí, pero **es lo más habitual en los recién nacidos,** y en la mayoría, la cosa va a ir normalizándose con el tiempo, mucho antes de que pueda causarles problemas.

Tiene una especie de crema blanca bajo la piel de la punta... ¿Es pus?

Entre el prepucio y el glande, **es normal encontrar** una pasta blanquecina parecida al requesón. Se llama **«esmegma»,** que en griego significa «líquido limpiador», y no es pues un signo de infección.

No sé cómo explicarme... En fin, que el niño ya tiene erecciones... ¿Quiere eso decir algo?

No. **Es normal** y no quiere decir nada de nada, de manera que tampoco es motivo para alardear.

LA RABADILLA

El médico se ha mirado mucho un hoyito que tiene por encima del ano... ¿Es preocupante?

Seguramente **sólo será un «hoyuelo sacro», tan corriente como inofensivo, pero que se explora con detenimiento para asegurarse de que su fondo esté perfectamente cerrado,** pues en caso contrario, podría tratarse del orificio externo de una especie de fístula que llega hasta el interior de la columna vertebral, y que debe extirparse antes de que se infecte o cause otros problemas.

Por unos pelos en la rabadilla, le quieren hacer una radiografía... ¿Qué puede tener?

Probablemente nada. Pero exceptuando la «mancha mongólica» y los pequeños hoyuelos sacros claramente cerrados, **algunas lesiones y manchas de nacimiento, así como la presencia de mechones de pelo en esa zona, pueden acompañarse de defectos en la columna vertebral,** cuya existencia y alcance conviene precisar aunque muchas veces carezcan de importancia.

LAS CADERAS Y LAS PIERNAS

Ha de llevar dos pañales porque tiene un problema en la cadera... ¿Se curará sólo con eso?

Muy pocos niños nacen con una luxación de cadera, es decir, con el extremo superior del fémur fuera de la cavidad de la pelvis en la que debiera estar encajado. En cambio, son bastantes más los que corren el riesgo de que eso les ocurra de modo inadvertido durante los primeros meses de vida, quedando cojos para siempre. **Si al explorar a un recién nacido se observa que un fémur le baila algo en la cadera, por prevención, se le ponen uno o dos pañales de más para forzarle a estar continuamente con los muslos abiertos como un libro, pues en esa posición no se le puede salir.** Más adelante, una ecografía de la cadera mostrará si ya ha pasado el peligro o, por el contrario, conviene mantener esa precaución o incluso usar un aparato ortopédico con el mismo fin: que el hueso crezca en su sitio y así acabe donde debe.

Tiene las piernas arqueadas igual que mi marido... ¿Se quedará como él?
Como al principio están siempre con las extremidades flexionadas, esto sólo suelen apreciarlo tan pronto los padres que ya están preocupados por el tema. Pero **todos los recién nacidos tienen las piernas bastante arqueadas,** como un paréntesis: ( ). Poco a poco **se irán corrigiendo,** y a partir de los dos años, lo más normal es que se pasen al otro extremo, y lógicamente se parezcan tambien a un paréntesis, escrito al revés:)(.

LOS PIES

Al revisarle no han visto que tenía seis dedos en un pie... ¿Qué más se les puede haber pasado por alto?
Seguramente nada más. Al contrario de lo que ocurre con la mano, los defectos en los dedos de los pies pueden pasar fácilmente desapercibidos, porque ni un dedo de más, ni la unión de dos o alguna pequeña deformidad suelen causar problemas ni requerir tratamiento, al menos antes de que empiecen a llevar zapatos. No obstante, a los futuros pediatras se les recomienda contarlos bien para evitar llevarse el clásico chasco: «Ya. Así

que todo está perfectamente, ¿no? Y entonces, ¿por qué mi niño tiene seis dedos en el pie izquierdo?».

Tiene un dedo del pie montado sobre los otros... ¿Le dará problemas?

El acabalgamiento de los dedos de los pies suele desaparecer con el tiempo, porque la mayoría de las veces es debido a la compresión a la que se han visto sometidos durante el embarazo. Sin embargo, en algunas ocasiones se trata de una pequeña tara hereditaria que persiste, y puede ser necesario utilizar algún artilugio para que dejen de sobresalir y rozar con el calzado.

Un pie está muchísimo más vuelto hacia adentro que el otro... ¿y dicen que no pasa nada?

Un dos por ciento de niños nace con los pies o alguna otra parte del cuerpo en una posición poco normal, debido a que se han pasado muchos meses así en el vientre de su madre. En algunos casos (por ejemplo en el «metatarso varo» y el «pie zambo») es preciso recurrir a la ortopedia e incluso a la cirugía, pero **si es posible llevar fácilmente el pie a su posición natural** (aunque luego se vuelva a desviar), **de momento sólo necesitará vigilancia y quizás algunos ejercicios.**

OTRAS FALSAS ALARMAS

GÁSTRICAS

Al intentar darle de mamar, ha vomitado una especie de mocos... ¿Qué le pasa?

Seguramente sólo **tiene el estómago lleno de mucosidades y de secreciones que ha tragado,** y no es raro que eso le cause alguna dificultad para alimentarse ni que al irlas devolviendo se resuelva el problema. Pero si el vómito persiste, debe ser valorado por el pediatra, y a algún recién nacido **le puede venir muy bien un lavado de estómago.**

Ha vomitado un poco de leche manchada de rojo... ¿No le estará sangrando el estómago?
Habrá que avisar al pediatra. Pero **si está bien, probablemente será sangre de la madre que el niño ha tragado al nacer** (cosa muy frecuente en las cesáreas), **o al chupar de un pezón agrietado.** Un sencillo análisis permitirá identificar al auténtico ex propietario de esa sangre.

INTESTINALES

Hace muchas cacas, desligadas, verdosas y con moco... Todo muy alarmante, ¿no?
Tras expulsar el «meconio» (una especie de pasta muy oscura y pegajosa acumulada en el intestino durante los últimos meses del embarazo), están durante cuatro o cinco días haciendo las llamadas «heces de transición», que todavía contienen restos de ese material. Pero tanto el número como el color y la consistencia de sus posteriores deposiciones, son muy variables según el niño y el tipo de alimentación que reciba. Y especialmente cuando maman, pueden hacer después de cada toma unas cacas bastante sueltas y amarillas, y también es normal que lleven algo de moco y que sean verdosas. **Lo inquietante es que un bebé no haga el meconio durante el primer día,** (aunque en alguna ocasión puede retrasarse hasta las cuarenta y ocho horas), **que sus heces sean totalmente líquidas y muy frecuentes, que lleven sangre, que sean negras** (cuando ya han acabado de eliminar el meconio), **o al revés, blancas** y acompañadas de orinas oscuras e ictericia, sugiriendo algún problema del hígado.

Al comer le suenan las tripas y hasta pone mala cara... ¿Es que le sienta mal la leche?

La llegada de leche al estómago causa el movimiento más o menos ruidoso de los intestinos, que a menudo acaba provocando que el niño haga cacas cada vez que mama. A veces les molesta algo, pero **es un reflejo muy conveniente** para ir haciendo sitio.

Las cacas llevan algo que parece sangre... ¿Y si realmente lo es?

Vale la misma respuesta dada para cuando eso ocurre en un vómito: **también puede ser de la madre,** si ha sangrado bastante al dar a luz o tiene grietas en el pecho. Sin embargo, sería preciso que el bebé hubiera tragado una buena cantidad de sangre para que aún apareciera de color rojo en sus deposiciones. Y, en cualquier caso, siempre debe descartarse que no venga del niño, pues aunque quizá sólo tenga una fisura en el ano, hay enfermedades importantes que se manifiestan por la presencia de sangre, más o menos oscura, en las heces de los recién nacidos.

URINARIAS

Ya tiene un día, y aún no ha hecho pipí... ¿No es demasiado retraso?

No es lo más habitual y convendrá estar atentos, pues la mayoría de recién nacidos orinan durante las primeras seis horas de vida y a menudo se estrenan ya en la sala de partos. No obstante, algunos niños completamente sanos pueden tardar más, **y sólo se considera claramente anormal que no hayan orinado antes de las cuarenta y ocho horas.**

Ha dejado una mancha algo roja en el pañal... ¿Será sangre?

Quizás el pediatra pida un análisis de orina para asegurarse, **pero la orina puede teñir así el pañal durante los primeros**

días de vida, con un color que va del rosa al rojo ladrillo, **porque al principio lleva mucho ácido úrico:** Aunque si eso persiste después del tercer día, es posible que el bebé ande justo de líquidos, es decir, de leche.

RESPIRATORIAS

El niño hace ruidos, como gruñidos, aunque respira bien... ¿Tendrá algo en el pecho?

Los bebes no entienden de urbanidad y aún **no han aprendido a carraspear para aclararse la garganta.** A veces, un poco de moco ahí hace mucho ruido. Si sólo hace esos sonidos a ratos y desaparecen totalmente al cambiar la posición del cuello, es seguro que no vienen de los bronquios. No obstante, por si está empezando un resfriado o tiene algún otro problema, el pediatra debe comprobar el origen de esos ruidos.

Estornuda de tanto en cuanto... ¿Se habrá resfriado?

Todos **tienen la nariz muy sensible,** y un poquito de polvo o un cambio de temperatura ya les hace estornudar. Cuando tan pequeños cogen un resfriado de verdad, los síntomas son bastante más aparatosos que un simple estornudo.

NEUROLÓGICAS

A veces levanta los brazos de golpe, como si se diera un susto... ¿Significa algo malo?

Son **sobresaltos normales,** a menudo sin motivo aparente y muy corrientes al dejarles desnudos, pero cuando son provocados por un ruido, a veces mínimo, vienen estupendamente para saber que oyen bien, aunque en otras ocasiones ni se inmuten a pesar de un jaleo monumental.

Cuando llora, le empieza a temblar la barbilla sin parar... ¿Qué le ocurre?
Hay que avisar urgentemente al pediatra si hacen movimientos repetidos con cualquier parte del cuerpo, salvo si se trata de la barbilla, pues ese temblor **sólo es un reflejo muy vivo, totalmente normal.**

SANGUÍNEAS

Tiene demasiados glóbulos blancos y temen que sea por una infección... ¿Puede ser grave?
Tanto, que ante la menor sospecha de que un recién nacido esté infectado, se le hacen análisis y hasta se inicia el tratamiento sin esperar a tener los resultados que lo confirmen. Pero el recuento de glóbulos blancos de su sangre es sólo un dato orientativo fácil de obtener rápidamente, y el definitivo suele tardar algo más. Y aunque **muchas veces el diagnóstico final es «Falsa alarma»,** ésta es una de las situaciones en que conviene disparar antes de preguntar.

Este niño es Rh negativo y tanto mi marido como yo somos positivos... ¿Nos lo han cambiado?
Aunque lo parezca, **esa combinación no es sospechosa,** pues lo único totalmente imposible según las leyes de la herencia, es que dos personas Rh negativas tengan un hijo Rh positivo. Y un bebé con grupo sanguíneo «0» puede ser el auténtico hijo de un hombre «B» y una mujer «A», mientras que un «AB» nunca podrá tener un niño «0», sea cual sea el grupo de su pareja. En las tablas que siguen, se muestra el resultado de todas las combinaciones, resaltando a título de ejemplo las dos citadas como factibles. Pero si el Rh o el grupo sanguíneo del hijo parece no cuadrar, convendría tener presente que también existe la posibilidad de un error de laboratorio en alguno de los tres análisis.

TRANSMISIÓN HEREDITARIA DEL GRUPO SANGUÍNEO AB0 Y DEL FACTOR Rh

Rh	+	−
+	+ −	+ −
−	+ −	−

GRUPO AB0	A	B	AB	0
A	A-0	A-B-AB-0	A-B-AB	A-0
B	A-B-AB-0	B-0	A-B-AB	B-0
AB	A-B-AB	A-B-AB	A-B-AB	A-B
0	A-0	B-0	A-B	0

DUDAS AL LEER EL INFORME DEL RECIÉN NACIDO

¿Qué es el test de Apgar?

En el carnet de salud o el informe del recién nacido, junto con su peso y talla, viene el resultado del test o prueba de Apgar: ése es el apellido de una doctora que tuvo la idea de puntuar **el estado del niño al nacer.** Y en vez de decir a ojo que estaba bien, regular, o mal, como se hacía antes, pensó que era mejor ser más exactos y valorar cinco cosas: la respiración, la frecuencia de los latidos del corazón, el color de la piel, la tensión de los músculos y la reacción del niño a los estímulos. Por cada una de ellas se dan de 0 a 2 puntos, de manera que el máximo son 10 puntos. Pero como la prueba se hace dos veces, al minuto y a los cinco minutos de vida, el mejor resultado posible es un 10-10.

El niño ha tenido un Apgar de 7 y 9... Un poco bajo, ¿no?

No es raro que el Apgar del minuto de vida sea un poco bajo, pero **si a los cinco minutos es de 8 a más, es que se le ha podido reanimar bien.**

Y el test de Silverman, ¿a qué se refiere?
Esta prueba es parecida a la de Apgar y a que también utiliza cinco criterios puntuando cada uno de 0 a 2, pero sólo **valora la función respiratoria** del niño.

Aquí pone «Test de Silverman: 0», es decir, peor imposible... ¿Qué le pasó?
La prueba de Silverman, puntúa al revés, de manera que **si el resultado es 0, es que el niño no tenía el menor signo de dificultad respiratoria.**

¿Y qué es eso de «Ortolani: — »?
«Ortolani» es el apellido del médico que ideó **una de las maniobras para saber si el fémur de un recién nacido se mantiene firmemente en su cadera** o, por el contrario, baila y hay peligro de que acabe saliéndose. **Si es negativa, es que está bien.** Y esa sencilla prueba, que debe efectuarse durante los primeros días a todos los bebés, ha contribuido a evitar que muchos se queden cojos de por vida.

Segun parece, le pusieron unas gotas en los ojos y una inyección nada más nacer. ¿Para qué?
En las primeras horas de vida, a todos los recién nacidos se les ponen **unas gotas o una pomada antibiótica** en los ojos para eliminar cualquier microbio que pudiera haberlos contaminado en el momento del parto, y también se les inyecta **vitamina K,** para asegurarse de que su sangre coagule lo mejor posible. Gracias a esto, **se evitan conjuntivitis muy peligrosas y gravísimas hemorragias,** más fáciles de prevenir en todos que de curar en los pocos que las sufrirían. El único inconveniente de la vitamina es el pinchazo, pero aunque también puede darse bebida, al menos por ahora parece más seguro seguir inyectándola. Y en cuanto a las gotas de los ojos, a veces provocan que el niño no los abra durante unas horas (por si las

moscas...), por lo que en algunos hospitales, en vez de ponérselas nada más nacer se espera a que ya haya podido «ver» a su madre un ratito.

¿Qué es exactamente eso del «diagnóstico precoz» que dice que le han hecho?

Algunos niños nacen con enfermedades, como el hipotiroidismo congénito, que pueden dar muy pocos síntomas al principio, pero **que causan problemas tanto más graves e irremediables cuanto más se tarda en descubrirlas. Para detectarlas a tiempo,** a los dos o tres días de vida **se obtienen unas gotas de sangre** de todos los bebés, pinchándoles en el talón, y con ellas se impregna un cartoncito que se envía por correo. Al cabo de unas semanas, los padres reciben el resultado en casa, casi siempre normal. Y las poquísimas veces que no lo es, siempre se indica que quizá sea una falsa alarma, porque la prueba debe confirmarse con otros análisis.

No veo en este informe nada de «diagnóstico precoz»

Quizá conste como «Screening de metabolopatías» o «Cribaje precoz» o algún otro sinónimo más o menos confuso, pero **si realmente no se le ha hecho,** seguramente será porque el niño ha estado en el hospital menos de tres días, y la prueba sólo se puede hacer a partir de las 48 horas. En esos casos, **siempre se les da a los padres un sobre** con los impresos y todo el material necesario **para que la haga el pediatra** (o su enfermera, que suele saber más de esto) **antes de que el bebé tenga diez días.**

CUIDADOS E HIGIENE

EXAGERACIONES Y ERRORES: CÓMO EVITARLOS

Todos los sustillos que se llevan las madres al ver las «peculiaridades» de su hijo, no son nada en comparación con lo que les puede caer encima si aparece un miembro de la cofradía de los exagerados, porque esas personas siempre parecen muy seguras de lo que dicen, y cuando pillan a una mamá novata y con un poco de miedo a meter la pata (lo cual es tan normal, que hasta rima), no paran hasta dejarla con los nervios de punta. Para empezar, les encanta dar la murga con eso de que los bebés somos superdelicados y de que se nos debe tratar con muchísimo cuidado. Bueno: Pues todas las madres saben por puro instinto el cuidado que han de tener. Y los bebés estamos muy bien diseñados, y no es tan fácil hacernos daño así como así.

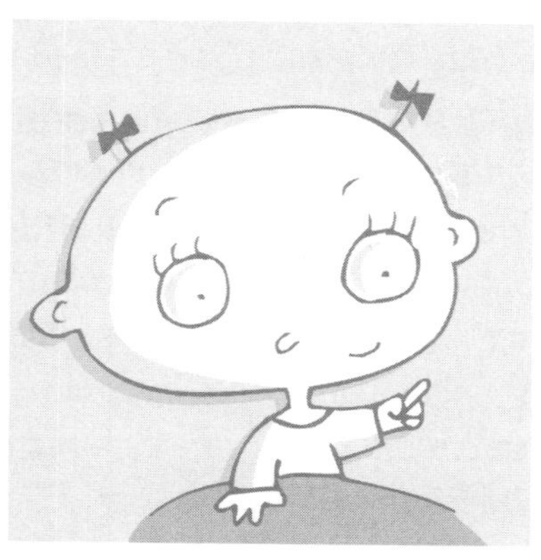

Por cierto: Hola. Soy una representante de mi gremio. Y soy una forofa del sentido común. O sea que estoy bastante de acuerdo con el pediatra éste, que en realidad me ha pisado la idea.

Volviendo a lo que iba, la gente no es la única que exagera, porque hasta el instinto puede pasarse de rosca, y hay que ponerlo en su sitio usando el sentido común, especialmente con la cuestión de la comida, que menudos jaleos se forman por dejarse llevar del instinto de alimentar bien a los hijos, pero también con el miedo al frío, porque una cosa es abrigar bien a un bebé, y otra tratarle como si fuera un pingüino y dejarle igualito que un sello de correos.

Luego tenemos la publicidad, que también despista lo suyo. Pero «el negocio es el negocio», y como los meones somos unos clientes muy interesantes, hay montones de anuncios de pañales y pomadas para el culito y de productos especiales para bebés, que aunque no digan ninguna mentira, sólo explican lo que les interesa, y luego pasa lo que pasa.

Y lo grave es que ni en la maternidad te encuentras siempre con facilidades para poder hacer lo que es lógico, porque después de nueve meses de espera, y si los dos están bien ¿a quién le parece de sentido común que un bebé y su madre sólo puedan verse a ratos en vez de pasarse el día juntos, conociéndose y explicándose sus cosas? ¿Y qué tiene de lógico no poder comer en cuanto mi madre note que empiezo a tener hambre, en vez de desgañitarme de llorar para conseguir que me lleven a su cuarto? Y eso si no te enchufan un chupete porque todavía «no es la hora». ¿Qué es eso de «la hora»? Es que me enciende, vamos.

Total, que entre una cosa y otra, algún bebé se pasa el primer mes sin ver el sol y con la cara hecha una pena por culpa de que la vecina ha convencido a su madre de que era malísimo sacarle de paseo y cortarle las uñas «tan pronto». O ha de llevar una faja incomodísima y peligrosa por no sé qué historias del ombligo, o acaba con el culito como un tomate y lleno de pupas porque en vez de cambiarle pronto los pañales le ponen un kilo de una pomada «buenísima». Y más de una madre se pierde la emoción del primer encuentro con su hijo porque apenas lo puede ver un momentito al nacer, con lo que también es fácil que ni le suba la leche, sobre todo si encima tiene que esperar a «la hora» para que se lo lleven a la habitación.

Para evitar todo ello, y como representante del sindicato de bebés, hago las siguientes propuestas:

1. En todas las maternidades debe colocarse en lugar visible un letrero con el siguiente texto: «Sólo por razones médicas puede limitarse el derecho que una madre y su hijo tienen a permanecer juntos desde el primer día de vida».

2. Todas las personas que pretendan marear y aterrorizar a las madres con cuentos chinos, serán obligadas a llevar una pegatina en la frente que diga: «Las autoridades sanitarias advierten que escucharme perjudica seriamente la salud».

3. A todas las madres que aun así les hagan el más mínimo caso, se les hará copiar cien veces la siguiente frase: «A partir de ahora, sólo me fiaré de mi pediatra y de mi sentido común».

Y se acabó el problema..

LOS PRIMEROS DÍAS: PREGUNTAS SOBRE LOS CUIDADORES

EN EL PARTO

¿Es mejor que el padre esté en el momento del parto?

Depende: algunos pueden ser una ayuda para la madre, sobre todo si la han acompañado en algún cursillo de preparación, mientras que otros sólo consiguen sufrir inútilmente y acabar desmayándose, dando más trabajo que otra cosa. En todo caso, **hay que decidirlo antes del parto, con realismo,** según los deseos y forma de ser de cada uno y de acuerdo con el tocólogo, pero **sin darle más importancia de la que realmente tiene.**

El padre siempre puede entrar cuando el niño ya haya nacido, que no le van a faltar ocasiones para cuidar de su mujer y de su hijo tanto como quiera.

¿Cuándo me dejarán al niño?

El deseo de ver y permanecer junto al hijo recién nacido que sienten las madres tiene mucho más de instinto que de curiosidad y capricho, y hay que tratar de satisfacerlo suficientemente, porque **para ambos es importante un contacto y reconocimiento mutuo precoz,** que requiere su tiempo, y por eso el bebé siempre debiera ser entregado (y no sólo mostrado) a su madre lo antes posible.

En cuanto se ha recuperado un poco del trance, el recién nacido suele pasar un rato en estado de alerta, muy atento a lo que ocurre, como si tratara de averiguar dónde ha ido a parar. Ese momento es el más adecuado para asomarse a sus ojos y acariciarle dándole la bienvenida: No ven demasiado, pero oyen, huelen, y sienten bastante, de modo que **se enteran mucho más de lo que antes se creía.**

Por su parte, la madre se halla también en un momento de especial sensibilidad, y la reacción de cariño que experimenta al recibir a su hijo en esos minutos inmediatos al parto es particularmente intensa, y **crea unos poderosos lazos de afecto** que irán aumentando y estrechándose después. Los psicólogos destacan la trascendencia de esta «vinculación afectiva precoz», pero más sencillamente, García Márquez escribía en una de sus novelas: «A los hijos, no se les quiere por el hecho de serlo sino por la amistad de la crianza»... y esa amistad se inicia y fundamenta en el momento del nacimiento y en la emoción que sentirás al reconocer a tu hijo. (Sin embargo, no debes extrañarte ni culpabilizarte si te sientes más cansada que otra cosa y tu reacción afectiva no es nada espectacular: tampoco todas las parejas se enamoran instintiva y/o instantáneamente.)

Por otro lado, el recién nacido es capaz de buscar y encontrar el pecho de su madre si se le orienta un poquito y se le da tiempo. La poca leche que saque es exactamente la que necesita por el momento. Pero, sobre todo, **tanto la succión del pecho como el contacto físico en las primeras horas de vida, son un potente estímulo para que se produzca la subida de la leche,** y si las circunstancias lo permiten, convendría dejarle intentar hacer una primera toma en la misma sala de partos.

La verdad es que esto último es pocas veces posible, porque suele requerir más tiempo del que se dispone en un quirófano, cuyo ambiente tampoco es el más propicio. Pero **basta con poder ver al niño nada más nacer, tenerlo unos pocos minutos una vez que ha sido examinado por el pediatra** y, después, ya en la habitación, ir descubriéndolo con calma **y darle el pecho durante la primera hora de vida.**

¿Y si me han dormido, o el niño está mal y no lo puedo ver?

Hoy se hacen muchas cesáreas con anestesia epidural, y es raro que un niño nazca tan mal como para no poder perder ni unos segundos en enseñárselo a su madre; pero si no se puede tener un contacto más prolongado ni darle de mamar tan pronto, **aún se dispone de mucho tiempo y de muchos recursos** para que se creen esos lazos de afecto y para poder criarle al pecho.

EN LA MATERNIDAD

¿Puedo tenerlo en mi habitación todo el día?

No sólo puedes. **Tanto el recién nacido como su madre, tienen derecho a permanecer juntos desde el primer día de vida.** Pero aunque a la *nursery* o sala de recién nacidos ahora se la llame también «nido», que es una palabra muy apropiada para describir el lugar en que un bebé desearía ser acogido, lo cierto es que los pajarillos son cuidados por sus madres y viven en su mismo nido desde el momento del nacimiento, mientras que entre nosotros todavía es frecuente que alguien frunza el ceño cuando la madre pide quedarse con el niño en la habitación, poniendo trabas al ejercicio de lo que hoy se reconoce como un derecho de ambos, **que sólo puede limitarse por razones médicas.**

EL DERECHO QUE MADRE E HIJO TIENEN A PERMANECER JUNTOS DESDE EL PRIMER DÍA DE VIDA SÓLO PUEDE LIMITARSE POR RAZONES MÉDICAS

En estos casos, suele argumentarse que los niños estarán mejor cuidados por personal especializado, pero ese mismo personal podría dedicarse a guiar los primeros pasos de la madre que, en todo caso, pronto tendrá que valerse por sí sola. O se dice que la madre necesita descanso cuando para cuidar del bebé sólo requiere un mínimo apoyo y ayuda, incluida la necesaria para limitar la duración de visitas que la agotan bastante más que la convivencia con su hijo.

Por el contrario, mantenerse juntos **permite un conocimiento mutuo que consolida la relación afectiva entre ambos,** al encontrar el niño la respuesta a sus necesidades al mismo tiempo que **la madre va aprendiendo** a reconocerlas y satisfacerlas. **Y si se le va a alimentar al pecho, es especialmente importante** en esos primeros días que ninguna distancia ni imposición horaria impidan que lo reciba tan pronto como empiece a mostrar signos de hambre.

◩► *¿Es mejor entonces que no se separe ni un momento de mi lado?*

Evidentemente, siempre que el niño necesite una vigilancia especial o la madre no se halle en condiciones de atenderle, deberá ser cuidado en la *nursery* o nido. Pero, sin estar mal, es fácil que no te encuentres siempre en las mejores condiciones, por ejemplo, si se ha presentado de golpe toda la familia a visitaros, o simplemente necesitas descansar sola unos minutos. En estos casos, **tampoco hay mayor inconveniente en dejarle un rato en el nido.** Es decir, hacer justo lo contrario de lo que todavía es demasiado corriente: en vez de que el bebé sólo esté con la madre «cuando toca», que sólo se separe de ella cuando realmente convenga.

¿Y si el niño o yo tenemos problemas y no podemos estar juntos?

En estas circunstancias, **en el hospital se pone un particular interés en que las madres mantengan el máximo contacto posible con sus hijos, y también se permite que les sigan dando de mamar.** Y no sólo por la importancia que tiene siempre esa relación y ese alimento, sino porque, en el caso del bebé, ambas cosas pueden contribuir a su curación. En el peor de los casos, aunque apenas se pueda ver al niño, queda mucho tiempo por delante para afianzar la «amistad de la crianza».

Una enfermera me dice una cosa, y otra lo contrario. ¿A quién hago caso?

Y quizá no son enfermeras ninguna de las dos, porque **no todo el personal del hospital que entra en la habitación está preparado para aconsejar correctamente a las madres,** y sus recomendaciones, aunque bien intencionadas, a menudo carecen de fundamento. Ante dos instrucciones contradictorias, pedir siempre la intervención del pediatra. Y si es necesario decidirse por una antes de obtenerla, optar por lo que parezca más lógico o prudente.

No hace ni dos días que tuve al niño, y ya nos quieren enviar a casa. ¿Es eso normal?

Es al menos discutible que sea normal, pero por cuestiones económicas, se está convirtiendo en lo habitual. En principio,

la estancia en la maternidad debería ser de al menos tres días, porque algunos posibles problemas del bebé y la misma iniciación de la lactancia materna requieren ese período de supervisión. Pero lo más lamentable del asunto es que este cambio de política no se ha acompañado de la adecuada divulgación de un consejo muy sencillo que puede compensar el problema: **Si el alta se produce antes, hay que adelantar al tercer o cuarto día la primera visita al pediatra,** que clásicamente se hacía a la semana.

AL VOLVER A CASA

Me siento sin fuerzas y con ganas de llorar... ¿Qué me pasa?

Los primeros días después del parto, muchas madres lo ven todo negro y lloran con facilidad, pues a pesar de estar encantadas con su hijo, se sienten un poco agotadas y desanimadas. **Esa depresión es normal,** y saber que es una especie de enfermedad que acabará pronto ayuda a pasarla mejor.

¿Voy a ser capaz de salir adelante?

Aunque al principio parece que el tiempo no va a alcanzar, **las cosas se van haciendo más fáciles poco a poco,** a medida que se van organizando. Desde luego, **puede ser muy valiosa la ayuda de una abuela** o de cualquier familiar o amiga, siempre que sepa mantenerse en su lugar. Y si las circunstancias lo permiten, también se puede contratar a una persona... o plantearse que el marido anticipe las vacaciones.

¿Cuándo debo llevarle al pediatra?

Aunque acaba de comentarse, es importante insistir en que **la primera revisión puede esperar a la primera semana de vida sólo si el niño ha estado al menos tres días en el hospital.** Tampoco haría falta decir que conviene llevar una lista con las dudas que se hayan ido planteando en ese período. No obstante, **si antes surge un problema,** especialmente en relación con la alimentación o cualquier duda que cree ansiedad, **hay que usar y hasta abusar del teléfono.**

¿Y si aún no tengo pediatra? ¿Cómo debo elegirlo?

Ésta no es una pregunta fácil de responder..., pues ya...

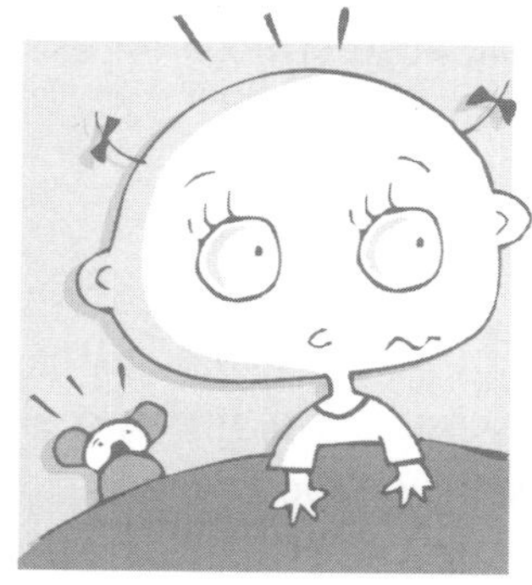

Pues ya lo haré yo, porque el otro día oí una barbaridad al respecto que casi me pone los pelos de punta: «El mejor pediatra es el que está más cerca». Como si la consulta fuera el kiosco y nos llevaran para pasar el rato hablando del tiempo. En fin, mis papás me llevan a uno que les cae un poco lejos, pero lo pueden localizar por teléfono enseguida y, sobre todo, se fían mucho de él. Y eso a pesar de que tienen otro muy cerca que también sabe un montón, pero esto de la confianza es una cuestión muy personal y bastante más importante que tener al pediatra al lado de casa.

CUIDADOS GENERALES: A PESAR DE LO QUE A VECES SE DICE SOBRE...

EL TRATO

- Los bebés no son tan frágiles como parecen

Al hacer la primera revisión al niño, es frecuente que el pediatra oiga un murmullo de admiración (o desaprobación): «¡Fíjate cómo le trata!». Y no es que haya adquirido con la práctica una habilidad especial (ni que esté zarandeando al bebé sin demasiados miramientos), sino que lo manipula tranquilamente porque sabe que tampoco es tan fácil hacerles daño, y que **se les debe tratar con cuidado pero sin**

miedo. Es normal que las madres sientan una cierta prevención al principio, pero pronto comprueban que sólo deben preocuparse de no dejarles solos con niños en edad de hacer experimentos, ni permitir que les cojan en brazos cuando casi ni pueden con ellos.

- No hay peligro alguno en tocarles la fontanela

Se puede tocar (y se debe lavar) **con toda naturalidad,** pues aunque el cerebro no esté cubierto por los huesos del cráneo en esa zona, eso no significa que esté totalmente desprotegido.

- Cuando llegue el momento, no es es malo alborotarles

Aunque ya ha pasado a la historia, antes no era raro oír «¡No alborotes tanto al niño, que le puede dar una meningitis!». Desde luego, **nunca se les debe molestar si están descansando,** y como al nacer no suelen tener el menor interés en pasar por los brazos de todo el vecindario, es recomendable que alguien se ponga de sargento para impedirlo. Pero cuando ya tenga algunos meses y sepa seguir las bromas, podrás alborotarle y jugar con él todo lo que te dé la gana, que estará encantado, y lo de «morirse de risa» sólo es un dicho... bastante exagerado, por cierto.

EL ABRIGO

- Es muy peligroso pero difícil que un bebé pase frío

El instinto materno acierta plenamente al tratar de evitarlo a toda costa, pues los bebés sufren muy pronto sus consecuencias. Comparados con nosotros, tienen proporcionalmente el triple de piel por donde perder calor, menos grasa que les sirva de abrigo para conservarlo y un sistema de regulación de temperatura menos eficiente. Más o menos, como una casa llena de ventanas de cristal y con paredes de ladrillo, en la que el termostato de la calefacción no acabara de funcionar bien. Y encima no pueden moverse de un lado para otro ni saben aún tiritar para producir calor como hacemos nosotros. Por eso, la afirmación que encabeza este párrafo no puede inducir a nadie a error, pues es difícil que un bebé pase frío... **si su madre está cerca.**

- Es mucho más corriente y también peligroso abrigarles demasiado

En todos los terrenos, incluyendo éste, el instinto tiende a pecar por exceso. Pero por los mismos motivos que los bebés son más vulnerables al frío, lo son al calor. Mucha piel, poca grasa y un «termostato» sólo regular, explican la facilidad con que el exceso de calor **puede provocarles fiebre y deshidratarlos,** pues la poca agua que evaporan en sus pulmones y en su piel para tratar de mantener la temperatura, es suficiente para agotar sus reservas de ese líquido. Y aunque en casos menores quizá sólo les salgan unos granitos provocados por el sudor, abrigarles demasiado también puede contribuir a que determinados niños sufran algo mucho más trágico, como se verá más adelante.

- Aunque no suden, pueden estar pasando calor

A pesar de lo que se acaba de sugerir, **al principio no son capaces de sudar tan pronto ni tanto como nosotros,** y menos si ya están deshidratados por el calor. En cualquier caso, el sudor no puede considerarse un signo precoz que sirva para darse cuenta de que les sobra una manta.

- Aunque tengan las manos frías, pueden estar pasando calor

Igual que ocurre entre los adultos, **muchos niños las tienen siempre así** y eso provoca frecuentes conflictos familiares cuando la abuela se desespera si no le hacen caso y lo tapan (aún más) o/y suben (aún más) la calefacción. El cuello y la nuca son más fiables que las manos para comprobar la temperatura de la piel, y para que la discusión acabe como es habitual: Si algo tiene el bebé, es calor.

- Aunque no lloren, pueden estar pasando calor

Es posible que un bebé se ponga como un tomate y empiece a llorar a grito pelado cuando está demasiado abrigado, pero también **es frecuente que el calor les adormile** y no se quejen.

- Sólo necesitan un poco más de abrigo que cualquier adulto que estuviera en su lugar

Pero sin olvidar que mientras nosotros producimos calor al movernos de aquí para allá continuamente, el bebé está **quieto en la cuna.** Y hay que abrigarlo sólo un poquito más de lo que desearíamos estarlo nosotros en esa situación, es decir, bastante menos de lo que muchas madres harían si se dejaran llevar sólo por el instinto. (En verano, eso puede significar tenerle desnudo...)

- Los bebés no están mejor con la ropa muy ceñida ni con las sábanas bien apretadas

Tampoco conviene que esté demasiado suelta si no hace calor, pero **la ropa nunca debe impedirle moverse libremente ni oponerse a la posición natural de su cuerpo.** Y aunque quizá se recuerde la agradable sensación de ser arropado por unos padres que tensaban las sábanas metiéndolas bajo el colchón y la almohada, eso ocurría en una época posterior de la vida, cuando a un niño le bastaba con darse un par de vueltas al cabo de cinco minutos para aflojarla y liberarse de su presión, cosa que el bebé no puede hacer. **La sábana no lo ha de oprimir y basta con que la manta lo cubra holgadamente y caiga por su propio peso** para que no deje escapar el calor.

LA ROPA Y EL AJUAR

- Se debe atender principalmente a la comodidad, calidad y seguridad de todo su ajuar

Aunque actualmente el ajuar de los bebés suele ser muy adecuado además de seguir la moda, quizá convenga recordar que **la ropa ha de ser ancha, cómoda y fácil de poner.** El algodón, el hilo y las **fibras**

naturales son preferibles a las sintéticas **para las sábanas y toda la ropa que vaya a estar en contacto directo con su cuerpo.** Pensando en su seguridad, **no deben llevar nada de angorina o de tejidos que suelten pelo** que podrían respirar, **ni cordones ni lacitos,** que sólo sirven para causarles problemas. Y aunque las tiras adhesivas de Velcro casi los han hecho desaparecer, **los botones deben ir por detrás, ser grandes y estar bien cosidos** para impedir que puedan acabar en sus bronquios, y **los imperdibles son especialmente peligrosos.**

- Más importante que lavar su ropa con productos especiales, es aclararla bien

La práctica habitual de lavarla aparte empleando un jabón especial para ropa delicada es muy correcta, y desde luego no se deben utilizar lejías ni detergentes fuertes, pero siempre es necesario aclararla muy bien **para que no queden restos de jabones ni suavizantes.** Y también conviene eliminar el apresto que pueda traer de fábrica, lavando y aclarando a fondo cualquier pieza antes de estrenarla.

EL PASEO

- Se puede salir de paseo con el bebé desde los primeros días de vida

Deben evitarse las aglomeraciones y el contacto con personas resfriadas o con cualquier enfermedad contagiosa, pero cuando el tiempo acompaña, **el paseo es tan agradable para él como necesario para su madre.**

- No hay inconveniente en que vayan metidos en una de esas bolsas que se cuelgan del cuello y que llaman «marsupios»

La única barbaridad sería tomarse en serio el nombrecito, y pasarse el día saltando con el niño a cuestas como hacen los canguros (que son los marsupiales de los que toma su nombre el invento) u olvidarse de atar adecuadamente las correas. Por lo demás, **puede que incluso sea mejor llevarles así,** siempre pegados, que en el cochecito. Hay modelos con respaldo para la cabeza, y algunas madres los utilizan ya a partir del mes o mes y medio. Y desde luego, **no suponen ningún peligro para la espalda del niño,** siendo en cambio un alivio para la de quien cargue con él.

EL SOL

- Es bueno que el sol les dé directamente

Siempre que no haya algún cristal de por medio, los rayos solares hacen que la piel fabrique vitamina D, con lo que **tomar el sol desde los primeros días de vida, es una forma de prevenir el raquitismo.** Entre treinta minutos y dos horas por semana según la cantidad de ropa que lleven, bastan para asegurar una buena provisión de esa vitamina. Otra cosa es que todos, y especialmente cualquiera con la piel tan blanca como los bebés, debiéramos procurar **coger color poco a poco, evitar las horas en que el sol aprieta más, y utilizar filtros protectores** si vamos a estar mucho rato expuestos a un sol demasiado intenso. De ese modo, además de ahorrarnos irritaciones y quemaduras, se previene el envejecimiento prematuro de la piel y disminuye muchísimo el riesgo de padecer un cáncer cutáneo con el paso de los años.

- No es peligroso que el sol les dé en la cabeza

Algunas abuelas tienen todavía ese temor casi supersticioso, pero obviamente, **no les puede ocurrir nada por que les toque unos segundos,** que si les molesta en los ojos, ya se encargarán ellos de cerrarlos y advertirnos. Y cuando hace frío, la cabeza es precisamente el único lugar descubierto de tamaño suficiente para que los rayos del sol puedan ejercer su beneficioso efecto. Sin embargo, los bebés tienen realmente una buena cabeza, y cuanto más grande es la superficie expuesta al sol, mayor es el riesgo de sufrir una insolación, de modo que puede ser necesario usar gorros o sombrillas, **pero si no calienta mucho, nunca hay problema en que les dé continuamente** en la cabeza.

LOS VIAJES Y SALIDAS DE LOS PADRES

- Los bebés pueden viajar tan pronto como se desee

Nunca son «demasiado pequeños» para poder llevarlos de viaje, **si ello no impide cuidarles adecuadamente y no se olvida su seguridad.** En el coche deben ir bien sujetos en sillitas especiales fijadas con los cinturones de seguridad y orientadas en el sentido opuesto al de la marcha, o en una cuna igualmente fijada al asiento trasero.

- La pareja no tiene por qué «ir olvidándose» de cenas y amigos

Especialmente la madre, puede necesitar romper el aislamiento y la monotonía, y lo que es bueno para ella es bueno para su hijo. Precisamente durante los primeros meses, es cuando más fácil es seguir relacionándose con las amistades. **Mientras puedan comer y dormir a sus horas, a los bebés no les importa hacerlo en casa ajena,** si eso no supone que todo el mundo les coja en brazos y se empeñe en conseguir una sonrisa cuando a ellos no les apetece, o que se vean obligados a respirar humo de tabaco.

EL CHUPETE: NI TANTO NI TAN CALVO

- Al bebé, chupar no sólo le sirve para alimentarse

Hasta los ocho meses, todos necesitan chupar aunque no obtengan alimento con ello y algunos lo hacen ya antes de nacer, porque esa llamada «succión no nutritiva», **es un recurso que les permi-**

te tranquilizarse y reconfortarse. Por tanto, es absolutamente normal que les pongamos un chupete, porque...

- El dedo tiene inconvenientes

Antes de que se acostumbre a llevarse el dedo a la boca, **casi todas las madres prefieren que el niño use chupete,** pensando con razón que cuando llegue el momento, siempre se le podrá convencer para que lo tire desde un puente o se lo regale a los Reyes Magos, cosa absolutamente imposible con el dedo. Además, el dedo siempre está tan a mano, que es más fácil que el crío se pase día y noche chupándolo y que acabe dejándose hechos una pena tanto la boca y el paladar, como el mismo dedo. Pero...

- El chupete también

De él se puede decir que es un nido de porquería, que al perderse de noche despierta al bebé y a toda la familia cada cinco minutos, que su uso favorece las infecciones de oído, y que también puede producir deformidades en el paladar y hacer que los dientes queden separados, aunque en menor grado que el dedo. **La gran ventaja a su favor, sería que es posible alejarlo del niño** de forma temporal o definitiva. Sin embargo...

- Ni el chupete ni el dedo ocasionan problemas serios si el niño evoluciona normalmente

Los únicos preocupantes serían los de la boca, pero **cualquier deformidad en la boca y el paladar causada por ellos, se corrige espontáneamente con el crecimiento si el niño deja de usar el chupete o de chuparse el dedo antes de los cuatro o cinco años.** Y si las cosas van como es debido, a esa edad ya habrán abandonado tal costumbre. Por tanto, a la larga no pasará nada porque el bebé use ninguna de las dos cosas. Y curiosamente...

- Bastantes niños se acostumbran al chupete sin necesidad

Porque **precisamente por el miedo a que se chupen el dedo,** se les pone casi por sistema un chupete que en muchos casos no necesitarían. De hecho, los bebés alimentados al pecho suelen utilizarlo menos, porque mamando libremente satisfacen su necesidad de chupar. No obstante...

- Para otros, el chupete es casi imprescindible

En Estados Unidos llaman al chupete *pacifier,* es decir, pacificador. Y es que algunos bebés, **a pesar de estar bien servidos, tratados y alimentados,** sólo se tranquilizan (y dejan de dar guerra) con el chupete, y no quieren saber nada del dedo. En esos casos, sólo cabe dedicar un recuerdo agradecido al autor del invento. Ahora bien:

- Los primeros días es mejor no ponerles chupete, especialmente si maman

Porque **el chupete no les quitará el hambre, pero sí las ganas de chupar,** que también contribuyen a que se alimenten debidamente. Y si se les está dando de mamar, además **les puede confundir,** pues los movimientos que hace la boca del bebé al chuparlo, no tienen nada que ver con los que debe efectuar para lograr extraer la leche del pecho de su madre. Si se acostumbran a mascar un objeto redondeado y blando, cuando para mamar deben exprimir y succionar de algo totalmente distinto, no es raro que algunos se hagan un lío. En cambio, y por tanto...

- Al principio es preferible dejarles que se chupen el dedo si quieren

Porque durante los primeros días **no les es tan fácil encontrar y abusar del dedo** como del chupete, y así tienen más motivo para querer alimentarse. Pero además el dedo es más duro y alargado y no se puede masticar como una bola de goma blanda, con lo que **no les induce a error** cuando luego se encuentran con el pecho. Chuparse el dedo es lo más natural en todos los sentidos, y aunque efectivamente pueda ser el inicio de una costumbre más difícil de abandonar a la larga, **a partir de las dos o tres semanas se les puede ofrecer ya el chupete a cambio.** Pero a pesar de todo esto...

- Si la lactancia va bien y quieren chupete, tampoco es problema que lo usen desde los primeros días

Algunos necesitan chupar mucho y distinguen perfectamente entre lo que es el pecho o el biberón y lo que es un vulgar trozo de goma del que no sale nada, pero que sin embargo les tranquiliza. Y por si ese es el caso, conviene saber que...

1. **Existen unos chupetes en forma de gota** que al ser más pequeños y alargados que los clásicos resultan **más adecuados para los primeros meses** y están teniendo bastante éxito entre los consumidores.
2. Por el contrario, **los chupetes «anatómicos»,** diseñados con la intención de que deformasen menos el paladar, **no parece que hayan logrado su objetivo,** y tras una gran acogida inicial, están cediendo terreno a «los de toda la vida».
3. En cualquier caso, el chupete **debe ser de una sola pieza blanda,** sin partes duras que se puedan desprender o quedarse encajadas por accidente en el interior de la boca del niño.
4. **Los imperdibles y los collares son un peligro** para el bebé, y no se han de utilizar para que lleve a cuestas el chupete ni para nada.
5. Es mejor **renovar el chupete cuando el caucho se vea desgastado** por el uso, porque en esas condiciones, pueden causar problemas de tipo alérgico.
6. **Es muy prudente esterilizarlo o hervirlo de cuando en cuando,** quizás a diario, **pero no es preciso hacerlo cada vez que se caiga al suelo,** porque los microbios que puedan hallarse habitualmente en el suelo de unas viviendas que suelen estar como los chorros del oro no son especialmente peligrosos para el niño y un lavado con agua y jabón o incluso **un chorro de agua del grifo puede bastar** para eliminarlos.

7. **Todavía hay quien defiende la utilidad de la propia boca para limpiar el chupete del bebé...** Y es cierto que la saliva tiene substancias que matan a muchos microbios, y que si se trata de una persona sana es difícil que pase nada, pero... **sin comentarios.** Y por otra parte: ¿Quién le dice luego al niño que no se coma los mocos, cuando eso sí que es absolutamente inofensivo?
8. **El chupete nunca se debe embadurnar de azucar, miel o leche condensada, y ni siquiera mojarlo con agua azucarada.** Acostumbrarle a consumir dulces de esa manera, **es casi asegurarle unas gravísimas caries** en los dientes.

LA POSTURA PARA DORMIR: UNA RECOMENDACIÓN EXCEPCIONAL

Efectivamente es una recomendación excepcional, y por dos motivos. Primero, porque gracias a ella se puede prevenir algo que ocurre poquísimas veces, pero es lo peor que le puede pasar a uno. Y segundo, porque la recomendación no parece de sentido común. Y claro, después de tanto decir lo importante que es hacer caso de él, debo salir a dar la cara.

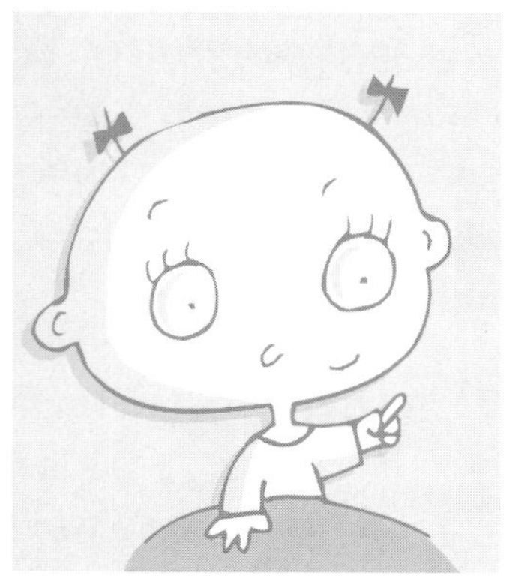

Quizá ya sepas por dónde voy, pero si no es así y ahora te digo que a los bebés no se nos debe acostar boca abajo, ¿qué vas a pensar? Pues que mucho hablar del sentido común, y ahora salgo con una cosa tan extraña como esa, cuando todo el mundo sabe que se nos pone a dormir así para que no nos atragantemos si vomitamos, ¿no? Bueno, pues lo siento, porque también es de sentido común hacer caso al pediatra, y cuando hablamos de enfermedades, las cosas ya no parecen siempre tan lógicas, aunque lo sean.

Me explicaré: el caso es que a algunos bebés, les pasa una cosa terrible, que no se sabe bien por qué, pero dejan de respirar de repente. Nada menos.

¡Oye, no la acuestes nunca boca abajo, que por la radio han dicho que es muy peligroso! ¡De verdad, que lo he oído en el programa de Iñaki Aguilondo! ¡Y también en el de Luis del Chopo!
Ya está aquí Doña Terrores: Menuda tontería
Pues me da mucha rabia, pero esta vez lleva algo de razón la vecina

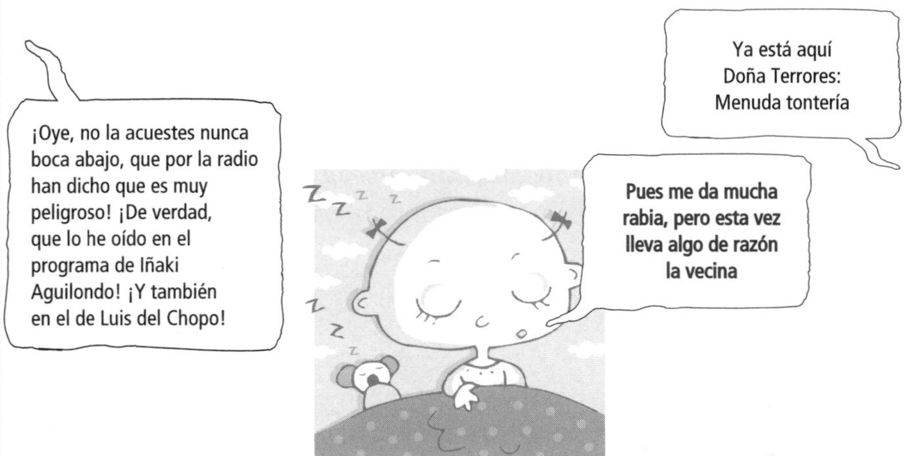

Suerte que eso ocurre poquísimo. Los pediatras lo llaman «muerte súbita inexplicable del lactante», y hace no demasiado tiempo, han descubierto que durmiendo boca abajo hay más posibilidades de sufrirla. Desde luego, la culpa no es de la postura. Muchísimos bebés duermen así y no les pasa nada, porque esa tragedia es debida a un defecto que sólo tienen unos pocos. Es como si un día encargas una caja de botellas de agua y te la traen del revés. Si están bien, nada, pero si alguna no tiene tapón... adiós agua. Y entonces, por si un niño tuviera ese defecto, y hasta que los médicos no descubran la forma de detectarlo, mejor será acostarnos a todos de espaldas.

POR NORMA, LOS BEBÉS DEBEN DORMIR BOCA ARRIBA HASTA LOS SEIS MESES

Muy bonito, pero ¿qué ocurrirá si un día vomitamos durmiendo boca arriba y nos va a parar todo a los pulmones?, ¿eh? Pues lo mismo pensaron los pediatras, y cayeron en la cuenta de que siempre habían recomendado no acostarnos así precisamente por eso, pero como el consejo parecía tan lógico, nunca habían investigado el tema. Lo hicieron y, sorpresa, resulta que durmiendo planos boca abajo, hay todavía más riesgo de atragantarse al devolver. Parece que en esa postura, con el cuello doblado te es más difícil toser para impedir que nada entre en los bronquios, pero en cualquier caso yo me fío de los sabios. Sobre todo cuando te aclaran que a los niños que se pasan el día sacando bocanadas de leche, se les puede acostar sobre el lado derecho para que el estómago vacíe mejor y devuelvan menos, y así tampoco tienen tanto peligro de atragantarse ni de lo otro.

Al final del libro se habla con más detalle de todo esto, y te anticiparé que abrigarnos demasiado y hacernos tragar el humo del tabaco, también pueden hacer menos difícil ese desastre, mientras que tomar el pecho, como es natural, nos protege contra esto (y contra muchas cosas), pero de momento, que quede claro: salvo que el pediatra te recomiende lo contrario por alguna razón especial, pon a dormir a tu hijo de espaldas, pues aunque ese desastre de morirse de golpe no es nada corriente, desde que no nos acuestan boca abajo aún pasa menos.

EL ASEO: A PESAR DE LO QUE A VECES SE OYE DE...

EL BAÑO

- Para empezar a bañarle no es necesario esperar a que le cicatrice el ombligo

  Algunas madres se pasan dos o tres semanas lavando a sus hijos «a trozos», por culpa de una precaución tan extendida como injustificada, pues aunque el ombligo se moje un momento durante el baño, **no se corre ningún riesgo si luego se seca cuidadosamente y se cura como es debido.** Y si hace falta pueden bañarse incluso antes de que caiga el cordón umbilical.

- No es imprescindible bañarle todos los días

Aunque en cuestiones de higiene siempre vale más pasarse que quedarse corto, la piel tiene sus propios mecanismos de autolimpieza, y la excesiva frecuencia o duración de los baños pueden acabar irritándola, especialmente si el bebé la tiene algo sensible y se abusa de jabón o de agua demasiado caliente. **Un breve baño diario en agua tibia es bueno, pero nunca obligatorio** y puede bastar con bañarles tres o cuatro veces por semana, **siempre que se les lave tantas veces como sea necesario** la zona del pañal, la cara, las manos, las axilas y los pliegues de la piel, o **cualquier parte del cuerpo que se haya ensuciado.** Porque a la mayoría de bebés les encanta el baño diario, pero siempre hay alguno para el que parece ser un tormento. Y por otro lado, también hay días en que los padres pueden estar agotados, o se les ha pasado la hora. Claro que...

- El baño no tiene por qué ser siempre antes de la última toma del día

Los horarios fijos les hacen sentirse más seguros, y si el baño les relaja, ése suele ser el mejor momento para hacerlo. Pero, desde luego, **pueden bañarse a cualquier hora** en la que los interesados (es decir, el niño y su madre o su padre) se hallen bien dispuestos. Evidentemente, no conviene bañarlos después de comer, pero no tanto por el riesgo de un corte de digestión, imposible si no pasan frío, como porque probablemente les apetecerá más dormir o porque pueden acabar devolviendo con tanto movimiento.

- El agua no debe estar «lo más calentita posible mientras no queme, para que no coja frío»

Lo que se debe hacer para evitar que pasen frío, es **caldear el**

cuarto de baño por encima de veinte grados, **secarlos enseguida,** y por supuesto, vigilar que la temperatura del agua no sea baja. Pero demasiado caliente tampoco es muy buena para su piel, y **es preferible que el agua esté sólo tibia,** más o menos a la misma temperatura del cuerpo para que no exista la posibilidad de irritación o quemaduras leves.

- Para comprobar la temperatura del agua, el termómetro no debiera hacer olvidar al codo

El termómetro sería mejor para asegurarse de que el agua estuviera exactamente a los treinta y seis grados ideales, pero tampoco es preciso ser tan rigurosos y el codo tiene sus ventajas: **no falla nunca, y está muy bien situado** para que sea fácil coger la costumbre de introducirlo en el agua teniendo al crío en brazos, justo inmediatamente antes de meterlo en la bañera. Y conviene hacerlo como última comprobación incluso cuando se utiliza habitualmente el termómetro.

- La hora del baño no es el momento más adecuado para jugar con el bebé

Por descontando, conviene hablarle y hacer que pase un buen rato, pero los baños muy largos maceran la piel y el agua se enfría, por lo cual **es mejor no entretenerse demasiado** y procurar que no duren más de cinco minutos.

- Aunque apenas se mueva, ya hay peligro de que se caiga al cambiarle

Tienen reflejos sorprendentes que pueden hacerles salir disparados si encuentran un punto de apoyo, de forma que más vale no fiarse demasiado. **Siempre se les debe secar y cambiar en una superficie amplia y estable,** y si la mesa ha de ser plegable, elegir alguna con un buen sistema para impedir que se venga abajo a la primera de cambio. Y aunque sólo sea para adquirir buenos hábitos, mejor será **tener todo lo necesario a mano y no dejarlos solos ni un momento en un lugar alto.**

LOS JABONES Y PRODUCTOS PARA LA PIEL

- No es imprescindible usar exclusivamente jabones y productos especiales para bebés

Los jabones y champús para niños deben ser suaves, neutros o muy poco ácidos, pues además de ser los más adecuados para su piel, no les pican en los ojos. Pero muchos de los que usamos los adultos son ya así, mientras que algunos que se anuncian como indispensables para los bebés, sólo añaden perfumes y substancias de dudosa seguridad y eficacia. Y también suelen costar más, pero lo caro no es siempre lo mejor. En cualquier caso, **siempre hay que aclarar totalmente el jabón y secarlos bien** después del baño, **especialmente los pliegues.**

- No siempre hace falta ponerles crema o leche hidratante después del baño

Si un niño tiene la piel muy seca, la crema hidratante aplicada en ese momento hará que retenga más tiempo el agua que ha penetrado en ella durante el baño, pero **una piel sana no lo necesita.**

- Los polvos de talco no son inofensivos ni van bien en todas partes

En verano, al secar y facilitar el deslizamiento de la piel, pueden ayudar a evitar escoceduras en las axilas y el cuello de bebés muy sudorosos. Pero si se ponen sobre cualquier pequeña erosión o herida como las que a veces se producen en la zona del pañal, complican su cicatrización y, por tanto, **no deben usarse en lugares donde la piel esté levantada y menos aún para curar el ombligo.** Y sobre todo, **nunca deben espolvorearse directamente, pues si el niño los respirase podrían causarle problemas en los pulmones.** Existen preparados de talco líquido que evitan ese riesgo, pero si se prefieren los polvos, hay que verterlos en la mano y luego aplicarlos con ella.

LA HIGIENE DE ZONAS ESPECIALES

- No es peligroso que les entre algo de agua en los oídos

Si los oídos se inundan y se quedan mojados, la humedad puede favorecer una infección del conducto auditivo. Pero que les salpique un poco de agua **no puede causar problemas si luego se secan bien,** a menos que el tímpano esté perforado por culpa de una otitis previa, y eso es casi imposible en un niño que acaba de nacer.

- Los bastoncitos de limpiar las orejas, no son para sacarles la cera

La cera de los oídos, va saliendo por sí sola. Querer sacarla con esos bastoncitos, **además de ser arriesgado, hace que se formen tapones de cera** al comprimir cada vez más la que va quedando dentro. Y evidentemente, tampoco debe intentarse con cerillas ni con nada.

- No hay que esperar a que tengan un mes para cortarles las uñas

Esto responde a un error muy típico y frecuente que ninguna madre cometería si alguien aparentemente autorizado no hubiera exagerado el peligro de cortárselas cuando aún eran «tan pequeños». La realidad es que siendo tan pequeños, ya pueden dejarse la cara como un mapa si no se les cortan las uñas en cuanto convenga. Sin embargo, y especialmente si el embarazo ha durado más de la cuenta, algún bebé nace ya con las uñas largas, y es cierto que cortárselas sin hacerle daño durante los primeros días es difícil porque son muy blandas, aunque por eso mismo tampoco se suelen hacer arañazos. Pero **a partir de los ocho o diez días ya se les pueden y deben cortar tanto como sea necesario** sin requerir para ello una habilidad especial. Desde luego, se debe hacer con cuidado, **manteniendo firmemente sujeta su mano** (a veces es preciso esperar a que estén más tranquilos o dormidos), **utilizando unas tijeritas adecuadas sin punta o una lima de uñas, y dejár-**

selas redondeadas para evitar arañazos. Por el contrario, las uñas de los pies se cortarán rectas para que los bordes crezcan por encima del dedo y no se claven a los lados, pero ésas van más despacio y no suele ser necesario tocarlas durante el primer año de vida.

- No se debe intentar retirar la piel del pene pretendiendo lavarlo

A medida que se hacen mayores se puede tirar muy suavemente hacia atrás la piel del prepucio, pero **nunca hay que forzarla.** No hace falta, y en la mayoría de recién nacidos es imposible descubrir el glande sin hacerles daño.

- La vulva no ha de lavarse «sólo por encima»

Debe limpiarse sin miedo separando bien los pliegues, y sólo hay que tener la precaución de lavarla **siempre de delante hacia atrás,** para no arrastrar hacia la vagina los microbios que pueda haber alrededor del ano.

EL CULITO Y LA ZONA DEL PAÑAL: AGUA, JABÓN... Y AIRE

1. El amoníaco de la orina y la humedad y la falta de aire provocada por el pañal, pueden hacen sufrir a la piel cubierta por él. Para evitarlo, lo único que es siempre imprescindible es lavarla y mantenerla lo más seca posible, y para eso sólo se requiere agua, jabón... y aire.

• El mejor pañal es el que se cambia a tiempo, pues por mucho que absorba, siempre es mejor **cambiar de pañales al bebé lo más pronto posible,** que fiarse de la capacidad que tengan para mantener seco su culito.

• Hay que cambiarlos **sin esperar a que los haya ensuciado de cacas,** porque la orina es mucho más irritante para la piel que las heces.

• **Si sólo está mojado** de orina, es suficiente **lavarlo con agua,** pero **si lo ha ensuciado** con cacas, **se debe emplear agua y jabón, aclarándolo luego muy bien.** Y después hay que **secarlo aún mejor, sin olvidar los pliegues,** para lo que a veces puede ser conveniente emplear un secador de pelo con aire fresco.

• **Los hongos están implicados muy a menudo en los problemas de la zona del pañal** porque son como las setas: aparecen sin necesidad de siembra en lugares húmedos. Y como están por todas partes, **la mejor forma de evitarlos es mantener siempre la piel seca.**

PARA EVITAR PROBLEMAS EN LA ZONA DEL PAÑAL, HAY QUE CAMBIARLOS PRONTO, LAVARLOS ACLARÁNDOLOS MUY BIEN, Y SECARLOS AÚN MEJOR

• Una pomada protectora será quizá conveniente cuando el bebé duerma más horas seguidas sin despertarse para comer y sea así más probable que se pase algunos ratos sin protestar, a pesar de estar mojado o sucio. Pero si tiene una piel normal y se le asea adecuadamente, **no hace falta ponérsela por sistema** después de cada cambio de pañal.

2. A pesar de hacer bien las cosas pueden aparecer problemas, porque muchos bebés heredan de sus padres un poco de seborrea o una piel algo sensible, y no es raro que esto se manifieste pronto en una zona de la piel tan atacada como la del pañal.

• **Las toallitas impregnadas de jabón** son muy prácticas fuera de casa, pero **no debieran utilizarse** de forma rutinaria **sin aclarar y secar luego** cuando se emplean en una zona irritada.

• **Si se empieza a enrojecer cualquier parte cubierta por el pañal,** la primera medida que muchas veces puede ya solucionar el problema es **procurar que se ventile,** aflojándole el pañal o dejándolo con el culito al aire, acostado sobre un pañal abierto o una toalla que absorba la orina.

• Si no mejora, **no es nada recomendable intentar curarlo probando pomadas y ungüentos,** que en muchos casos sólo sirven para reblandecer la piel y empeorar las cosas. **Y menos aún si llevan medicamentos** para combatir los hongos, antibióticos o parientes de la cortisona. Es posible que el niño necesite alguna, pero es el pediatra quien debe decidir cuál. Eso le puede resultar muy difícil si ya se le han puesto dos o tres pomadas, o una que llevaba un poco de todo, muy buena para curarlo todo a medias y quedarse sin saber lo que realmente tenía el niño.

SI UN ENROJECIMIENTO O IRRITACIÓN NO MEJORA CON UN POCO DE AIRE, SE DEBE CONSULTAR CON EL PEDIATRA ANTES DE TOMAR CUALQUIER OTRA MEDIDA

• La leche no suele tener nada que ver con las mil cosas que se le atribuyen, incluida la dermatitis de la zona del pañal. Y si no sirve de nada cambiar de marca de leche, abandonar la lactancia natural pensando que la leche materna es «demasiado fuerte» es un grave error.

EL OMBLIGO: A PESAR DE LO QUE A VECES SE CREE...

• El ombligo no cae nunca

Lo que cae es **el cordón umbilical...** y aunque ambos términos se utilizan coloquialmente como sinónimos, conviene precisar que el cordón **es el trozo que se ennegrece y seca hasta acabar**

por desprenderse. De todas maneras utilizaremos el término porque es el más habitual.

- Lo más importante para que el ombligo cure bien y caiga pronto, no es desinfectarlo muy a menudo

En realidad, cuanto más estéril se mantiene la zona más suele tardar en desprenderse el cordón umbilical, porque se eliminan algunos microbios «normales» que aceleran ese proceso. Sin embargo, para que no lo infecten gérmenes peligrosos, **después del baño y con cada cambio de pañal es recomendable mojar la gasa que lo protege con alcohol de setenta grados,** que ahí no les pica, y además de desinfectar reseca un poco. También se puede utilizar algún antiséptico, en particular durante los dos o tres primeros días, pero no existe un acuerdo unánime sobre qué producto es mejor y algunos especialistas incluso defienden que no hace falta ninguno. Pero nadie discute que **deben evitarse los productos que llevan yodo y cualquier talco o preparado en polvo, ni que lo fundamental es mantenerlo limpio y seco,** tratando de impedir que las heces o la orina lo ensucien.

- Si hace falta, el ombligo puede y debe lavarse incluso antes de caer

Por ejemplo, si se ensucia accidentalmente con las heces, **se debe lavar sin miedo con agua y jabón** como el resto del cuerpo, aunque **teniéndolo el menor tiempo posible bajo el agua, secándolo luego cuidadosamente y aplicando un antiséptico** si así lo ha recomendado el pediatra. Porque el problema nunca es el agua, sino la humedad. Y el agua sería perfecta para todo, si no fuera por la humedad que deja.

- Aunque no haya pus, el ombligo puede estar infectado

Y desde luego, hay que avisar al pediatra si se ve pus, pero **también si huele mal o parece que le duele al tocarlo o la piel que lo rodea se pone roja y dura.**

- Nunca se debe estirar, ni mucho ni poco, para que el ombligo acabe de caer

  Aunque lo más habitual es que los restos del cordón se desprendan durante la segunda semana de vida, puede hacerlo antes o tardar hasta un mes. Y nunca hay que intentar arrancarlo, pero **si a los quince o veinte días no ha caído es mejor que lo vea el pediatra.**

- Aunque ya haya caído, el riesgo de infección persiste mientras el ombligo no haya cicatrizado completamente

  Por tanto, es necesario **seguir con los mismos cuidados y vigilancia hasta que la gasa que lo cubre aparezca limpia durante un par de días seguidos.** Procurar mantenerlo siempre seco, poner alcohol en la gasa coincidiendo con cada cambio de pañales, y **avisar al pediatra si a los ocho o diez días aún queda manchada por sangre o cualquier secreción** o hay algún otro signo más o menos sospechoso.

- Las fajas no evitan que pueda producirse una hernia

  Una fajita elástica o una venda pueden ayudar a mantener en su sitio la gasa, pero luego **sólo sirven para molestar si están demasiado apretadas.** Y aunque a algunos bebés se les hernia el ombligo, eso puede ocurrir igual aunque se fajen. En cualquier caso, esa hernia no duele, no es peligrosa, y la mayoría de las veces se cierra sola.

- *Si el ombligo queda muy salido, no es porque se lo hayan cortado demasiado largo*

  Otras veces es al revés y lo tienen muy metido hacia adentro, pero **la longitud del ombligo no depende de dónde se corte,** que siempre se hace muy por encima de la piel, sino del capricho de la propia naturaleza, que es quien decide hasta dónde llega la piel.

- Una vez ha cicatrizado, el ombligo deja de ser una zona delicada

No es raro descubrir suciedad en el ombligo de niños perfectamente aseados, debido al temor que sus madres tienen a tocarlo, pero cuando ya ha cicatrizado **puede y debe lavarse sin ninguna precaución especial,** separando sin miedo sus pliegues tanto como sea preciso para poder limpiarlo y secarlo bien.

ALIMENTACIÓN

PECHO O BIBERÓN

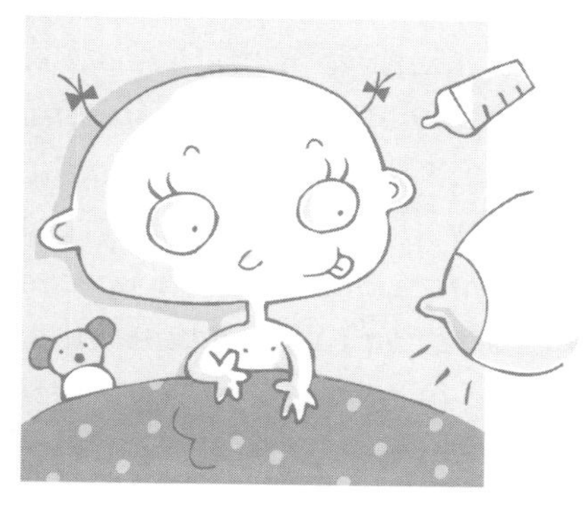

Y qué voy a decir yo, si todo el mundo lo sabe: lo mejor es el pecho. Por cincuenta mil razones: más cómodo, más seguro, más bueno, más bonito, más barato y más todo. Leche fresca siempre a mano, lista y calentita al momento, sin tener que preparar nada y directa del productor al consumidor, con lo que no hay riesgo de equivocarse ni de que se estropee por el camino. Y además, evita infecciones, alergias y hasta michelines. Y nos protege contra algunas enfermedades que podrían salirnos de mayores. Y tomar el pecho (y darlo) es una gozada y no cuesta un duro. Y también es buenísimo para que las madres conserven la línea y la salud. Y... pero ¿para qué seguir? Al fin y al cabo, es lo natural, ¿no?

DAR EL PECHO ES LO MEJOR

Porque, por muy lograda que sea una imitación, siempre será mejor el original, y hay cosas que los fabricantes de leche para bebés jamás podrán conseguir, por mucho que se empeñen. De entrada, porque una vaca es una vaca, y aunque la mona se vista de seda, mona se queda. Pero es que, además, la auténtica leche materna cambia poco a poco a medida que pasa el tiempo y también a lo largo del día, llevando siempre justo lo que necesitamos a cada edad y en cada momento. Y aunque copiando de eso ahora ya hacen una leche «de inicio» y otra «de continuación», para ir bien tendrían que sacar también una «de primer día» y otras «de primera semana por las mañanas», «de primera semana por las noches», y así... imposible, vamos.

Otro detalle: las madres notan que a veces queremos mamar del otro pecho aunque en el primero aún quede algo de leche, y puede ser que un bebé se haya cansado de trabajar para apurarlo y prefiera ya el segundo, más llenote y fácil de vaciar, pero hay otra explicación muy interesante: la leche tampoco es exactamente igual durante toda la toma, sino que la del final, entre otras cosas, lleva el triple de grasa y llena un montón, de modo que puedo decidir cambiar al otro pecho porque todavía no quiero esa especie de postre con tanta mantequilla. Es decir, comida a la carta, maravillas de la naturaleza... y a ver quién imita eso.

Aparte de que, filosóficamente hablando, la leche es la leche y sus circunstancias. O sea, que la presentación y el envase también cuentan lo suyo y donde haya unos buenos pechos, que se quiten los biberones.

Dicho todo lo cual, debo puntualizar algo: muchas señoras majísimas se apuntan a una especie de clubs dedicados a hacer propaganda de las ventajas del pecho y a ayudar a las mamás que tienen dificultades con el tema. Pero también hay quienes creen haber descubierto la pólvora, y como no deben de saber hacer nada mejor, van por ahí anunciando desgracias para el niño que tome biberones, logrando que a más de una madre ni le suba la leche del miedo que tiene a no poder dar de mamar. Y además, luego la señalan con el dedo y la amenazan con el fuego eterno por dar biberón, o sea que mucho defender lo del pecho en plan fanático pero por su culpa bastantes niños se quedan sin mamar y, lo que es peor, sus madres se sienten unas fracasadas y no están de humor ni para jugar y disfrutar con ellos.

Pues, que lo sepas: si por cualquier cosa no puedes dar de mamar a tu hijo, tampoco es una catástrofe, y ni hablar de martirizarte pensando que se ha perdido lo más importante de su vida. Porque le puedes querer lo mismo dándole leche de bote, que a pesar de todo lo que he dicho antes, no está nada mal y cada vez la hacen mejor.

DAR BIBERÓN NO ES SER UNA MALA MADRE

Uno de los inconvenientes de los biberones es que a algunos niños les da alergia, pero eso les pasa a muy pocos y también hay leches especiales para ellos. Otro es que no llevan defensas, y aunque eso se lo pone más fácil a los microbios, tampoco quiere decir que tomando biberón un bebé se vaya a infectar así como así, pues las defensas más importantes no son las de la leche. También es posible equivocarse al prepararlos, o forzar al crío a tomar más de la cuenta, pero el remedio está claro. Vamos, que si en vez de coger la autopista viajamos por una carretera estrecha y llena de curvas y baches, hay más peligro, pero yendo con cuidado, lo lógico es que no pase nada y lleguemos tan ricamente al mismo sitio.

Es decir, que nada de acomplejarse, que nos podemos criar perfectamente con biberón, sobre todo si nos lo dais con cariño. Porque la buena compañía es fundamental, y cualquiera prefiere tomarse una hamburguesa de plástico en un chiringuito charlando con los amigos, que estar triste y solo en un restaurante de lujo, aunque le den un file-

te de primera. Y entre darme de mamar pensando en las musarañas o viendo la tele sin hacerme ni caso, y darme un biberón teniéndome cerquita del pecho y pendiente de mí, casi casi me quedo con lo segundo.

Pero tampoco vamos a engañarnos: aunque los biberones no sean mancos, mamar es y será siempre lo mejor, y si los dos hacéis caso de lo que ahora se explica, seguro que vuestro hijo se va a poder criar al pecho. (No, no, no me he equivocado. He dicho «los dos». Papá, sigue leyendo y ya verás cuál es tu parte.)

TIPO DE LACTANCIA: PRECISIONES SOBRE ALGUNOS TÓPICOS

- NO hay que hacer lo imposible por dar de mamar

  La lactancia materna es la natural, y por tanto no es necesario hacer imposibles para poder dar el pecho, que **no es tan difícil.** Pensar lo contrario, además de ser un error, sólo sirve para provocar un estado de ansiedad que puede acabar perjudicando la producción de leche. Sobre todo, mucho más que mamar, el niño necesita una madre tranquila y relajada, capaz así de transmitirle todo el afecto que siente hacia él.

- Amamantando a los hijos, el pecho NO acaba hecho un desastre

  A algunas mujeres les cuesta recuperar el tipo tras ser madres, pero **el peso se normaliza más pronto dando de mamar y lo que puede estropear los senos es el embarazo, y sobre todo, suspender bruscamente la lactancia materna... o comer demasiado.** En cualquier caso, un buen sujetador, algunos ejercicios y un poco de gimnasia también ayudarán, e incluso se puede recurrir a la cirugía. En contrapartida, dando el pecho **se fortalecen los huesos,** hay menos riesgo de sufrir una fractura de cadera después de la menopausia, **y disminuye la probabili-**

dad de padecer cáncer de ovario y de mama, bastante más difíciles de solucionar.

- Dar de mamar NO es muy esclavo

Se dice que el pecho limita mucho las actividades de la madre, pero **al niño le es igual comer en cualquier parte,** y tampoco es cierto que dando de mamar no sea posible estar más de tres o cuatro horas separadas de él, porque **otra persona puede darle un biberón preparado con leche materna.** Por otro lado, los bebés se sentirían ofendidos con toda razón si oyeran hablar de la «esclavitud» del pecho: como si ellos fueran unos negreros y darles de mamar un suplicio... aunque algo así suele suceder más adelante con la comida, pero eso es harina de otro costal.

- Con la lactancia materna SÍ que hay forma de saber cuánto toma el niño

Si fuera necesario, podría saberse pesándoles antes y después de darle de mamar, pero **ignorar la cantidad que han tomado es más una ventaja que un inconveniente,** porque así nadie se angustia si un día comen algo menos, ni se empeña en darles más de la cuenta.

- Alimentados al pecho, los bebés suelen ganar menos peso que con biberón

Efectivamente, esto es cierto, pero es más exacto decir que **con biberón es más fácil que ganen demasiado.**

- La que no da de mamar NO siempre es porque no quiere

Algunas madres, a menudo poco o mal informadas, no quieren, y más vale no dar el pecho que hacerlo a disgusto, lo cual es por otro lado muy difícil. Pero otras no lo desean por circunstancias especiales que deben ser respetadas, y también **hay problemas físicos y emocionales que impiden la lactancia materna,** por muy bien que se haga todo.

- Las madres que no amamantan a sus hijos, después SÍ les pueden querer lo mismo

También se decía antes que a los niños nacidos por cesárea se les quería menos, porque «la madre no sufría», pero hoy lo habitual es el parto sin dolor, y no parece que eso esté ocurriendo. Quizá valoramos más lo que obtenemos con esfuerzo, pero en realidad, es más cómodo y agradable dar el pecho que el biberón, y en cualquier caso, si dependiera sólo de eso, los niños dan siempre suficiente trabajo como para adorarles. Y si bien es cierto que dando de mamar se establece una fuerte relación afectiva con el bebé (especialmente útil cuando se trata de un hijo poco o nada deseado), **el auténtico cariño depende de otras cosas.**

- Los bebés alimentados con biberón SÍ tienen defensas

Mientras sus mecanismos de lucha contra las infecciones van madurando y adquiriendo experiencia, la leche materna supone una importante ayuda, pues además de llevar anticuerpos contra microbios que causan diarreas y resfriados, tiene otras propiedades antiinfecciosas y antiinflamatorias que hacen disminuir la frecuencia y la gravedad de numerosas enfermedades en los bebés criados al pecho. Pero **todos los niños nacen con su propio sistema defensivo y cuentan siempre con la colaboración de las defensas recibidas de la madre durante el embarazo,** que les dan una protección extra durante los primeros meses de vida.

- El niño que no ha mamado NO siempre tendrá más problemas

Con las leches de que disponemos hoy día, **lo más probable es que no tenga ninguno.** Más de algún longevo sabio habrá sido criado con leches todavía menos parecidas a la materna que las actuales. Otra cosa es que, sin la menor duda, **la lactancia materna siempre es mejor.**

LACTANCIA MATERNA: CÓMO FUNCIONA EL PECHO

Analizando el funcionamiento de las glándulas mamarias, se acaba por llegar a la conclusión de que **lo único totalmente imprescindible para poder criar un hijo al pecho es dárselo.**

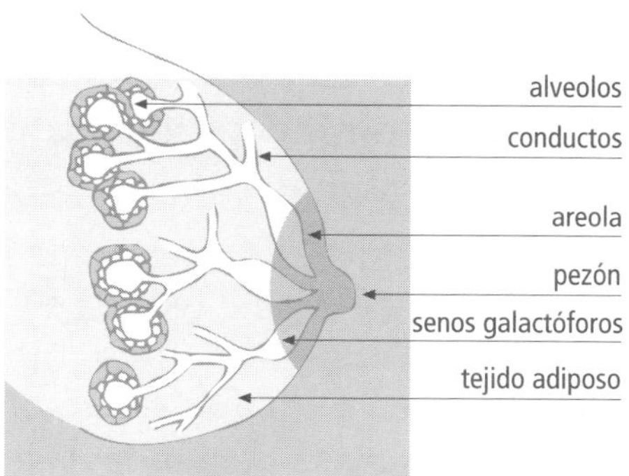

1. En el interior de las mamas hay una multitud de minúsculos globos llamados «alveolos mamarios» que son los encargados de la producción de leche. Y aunque ya funcionan desde el quinto mes del embarazo, es al nacer el niño cuando reciben la orden de ponerse a trabajar a fondo. Los cambios hormonales que sufre la madre tras **el parto,** hacen que su hipófisis (una glándula situada en la base del cerebro) libere gran cantidad de prolactina, una hormona que, como su propio nombre indica, los estimula y **provoca la gran subida de leche** que se produce unos tres días después.
2. Si no ocurriera nada más, el pecho dejaría de funcionar al agotarse la influencia de ese primer impulso. Pero la succión del pezón provoca nuevos aumentos de prolactina, y **mientras el niño siga mamando, se puede mantener indefinidamente la producción de leche.**
3. Ahora bien, no basta con fabricar la leche, sino que hay que transportarla hasta el consumidor. Y **cuando el bebé chupa y estimula el pezón,** la hipófisis de su madre reacciona liberando otra hormona (oxitocina) que contrae los alveolos mamarios. Con

ello, **la leche** que contienen se ve forzada a salir a través de unos conductos y **se acumula en una especie de estanques** situados bajo la areola (senos galactóforos, de *galactos,* leche y *foros,* llevar), **desde donde el niño ya puede sacarla fácilmente.**

4. Sin embargo, el bebé sería incapaz de extraer esa leche succionando por la punta: **es preciso que el pezón le entre bien hondo en la boca** y que cubra con ella la mayor superficie posible de la areola, **para poder exprimir el pecho a la vez que chupa, lo cual también le permite estimular el pezón sin lesionarlo** como sucede cuando lo muerden.
5. Si el niño vacía bien las mamas, además de saciar su hambre de hoy, se asegura el pan para mañana, pues eso también provoca la liberación de prolactina. Pero aún existe otro curioso mecanismo para ajustar la oferta a la demanda: la leche contiene una substancia que frena su propia producción, y **cuanto más a menudo mame el bebé y más limpios deje los pechos,** menos podrá actuar ese freno y **más leche fabricarán.**

La conexión entre la hipófisis y la corteza cerebral explica la influencia de los factores psicológicos sobre la producción de leche: sólo con oír o ver a su bebé, la hipófisis de la madre puede secretar oxitocina, mientras que la ansiedad y el cansancio inhiben la liberación de prolactina. Por eso, l**os sentimientos que despierta el contacto con el niño y el mismo deseo de darle de mamar también contribuyen a lograrlo.**

¿YA SABRÉ DARLE DE MAMAR?

Por naturaleza, las madres están preparadas para criar al pecho a sus hijos. Por eso muchas de las recomendaciones que deberás seguir para lograrlo, coincidirán con tu deseo instintivo.

Ver y reconocer al recién llegado, acariciarlo teniéndolo cerca del pecho... y en cuanto un pezón le roce la mejilla, se volverá hacia él y sólo tendrás que ayudarle a acertar. Quizá tarde un poco, pero lo normal es que durante la primera hora de vida ya tenga ganas de mamar, y sólo es cuestión de darle tiempo. Luego os echaréis una primera siesta juntos, y todo esto, puramente instintivo, es fundamental para el éxito de la lactancia materna. Igual que lo es darle de mamar en cuanto se le note inquieto, sin esperar a que el hambre le haga llorar y mucho menos a que la aguja de un reloj se imponga al deseo de ambos. Pero para poder reconocer sus primeros signos de hambre y satisfacerla sin atender a horarios especialmente absurdos y perjudiciales durante los primeros días, siempre que sea posible, será mejor que permanezcáis juntos en la misma habitación, cosa a la que también ambos tenéis además derecho.

DAR DE MAMAR TIENE MUCHO DE INSTINTO Y DE SENTIDO COMÚN

Poner el bebé al pecho lo más pronto posible.
Tenerlo siempre en la habitación y no en el nido.
Darle de mamar tan a menudo como quiera.
Buscar la posición que resulte más cómoda.
No fatigarse atendiendo las visitas o el teléfono.

Y también es fácil que descubras por ti misma la postura más adecuada para dar el pecho. Para la mayoría de madres, lo más cómodo resulta sentarse en un silloncito bajo que les permita apoyar los pies en el suelo, con un cojín en la espalda para mantenerse erguidas. Cogen entonces al niño de forma natural, poniendo el brazo en cabestrillo y dejando descansar la cabeza del bebé cerca del codo y el culito en la mano, utilizando la otra para sostener el pecho si es necesario. Pero cualquier postura vale si resulta cómoda y permite que el bebé alcance el pecho con facilidad, y sobre todo al principio, muchas prefieren darle de mamar acostadas de lado frente a él, ofreciéndole el pecho que queda más cerca de la cama y recogiendo su cabeza con la mano libre.

Lo mismo puede decirse de la necesidad de evitar que te atosiguen con visitas y llamadas de teléfono. La fatiga es un enemigo de la lactancia materna, y también deberás procurar satisfacer tu deseo de tranquilidad, aunque a veces es preciso que el padre despliegue todas sus habilidades diplomáticas para impedir que la habitación se convierta en un gallinero.

El instinto y el sentido común son, pues, unos recursos fundamentales. Sin embargo, no bastan, porque es cierto que las madres están preparadas para criar al pecho a sus hijos, pero eso también significa que tienen capacidad para aprender a hacerlo. Incluso los animales necesitan aprender unos de otros y cuando se mantienen aislados, en cautividad, pierden en muchos casos la habilidad necesaria para amamantar a sus cachorros. Su situación es bastante parecida a la que actualmente vivimos nosotros, aislados en pequeños grupos en los que una futura madre no puede ver cómo le dan el pecho a un hermano o al hijo de algún familiar tan habitualmente como ocurría antes.

Es por tanto necesario aprender y conviene que puedas contar con alguien que guíe tus primeros pasos. Quizá sólo necesitarás que te den seguridad y confirmen lo acertado de tus intenciones, pero hay pequeños detalles que tienen su importancia y que no se pueden ignorar.

El más importante quizás, es saber que el pecho debe entrar lo más hondo posible en la boca del bebé, pues para que logre extraer la leche, debe apretarlo y exprimirlo a la vez que succiona. Lo contrario es como pretender vaciar una naranja chupando con una caña, y si el niño sólo muerde el pezón, no conseguirá sacar nada y además es muy probable que lo lesione.

Pero eso supone situar al bebé de modo que la boca apunte de lleno a su objetivo, procurar que la abra bien (bastante más de lo que hace falta para coger un chupete) y dejarle que quede casi empotrado en el pecho. Y sin tener miedo de que le toque la nariz, pues pueden respirar perfectamente por los lados. Si acaso, sólo es necesario apartarlo un poco con la mano, o alzarlo para que quede más de punta y así pueda cubrir una superficie grande sin problemas. Por eso debe evitarse la tendencia a colocar los dedos en forma de tijera presionando a los lados del pezón para tratar de hacerle asomar más, pues esos mismos dedos apartan la boca del niño y le impiden coger todo lo que debe, y, además, la presión puede bloquear el flujo de leche que se dirige hacia el pezón.

DAR EL PECHO TAMBIÉN REQUIERE UN MÍNIMO APRENDIZAJE

Colocar al bebé bien centrado sobre el pecho.
Introducirle el pezón lo más hondo posible.
Procurar que su boca cubra buena parte de la areola.
Si es preciso, sostener el pecho para que no le tape la nariz.
No interponer los dedos entre el pezón y la boca del niño.
No distraerle tocándole la cara mientras está mamando.

También hay cosas que se aprenden pronto con la práctica. Por ejemplo, observarás que el bebé se vuelve automáticamente hacia el pezón, buscándolo cuando sólo le ha rozado cerca de la boca, y aprovecharse de ese reflejo es la mejor forma de iniciar las tomas. Pero también comprobarás que ese mismo reflejo puede obligarle a soltar el pecho si le acaricias en las mejillas, y de ahí que no convenga tocarles la cara mientras están mamando.

En cualquier caso, es necesario que estés bien informada. Los cursillos prenatales pueden ayudar bastante en este sentido, sobre todo si no se limitan a dar una serie de instrucciones y convierten la lactancia materna en una difícil asignatura, cuando en realidad no es así. También pueden servir de mucho los consejos de una abuela con experiencia o, mejor dicho, con buenas experiencias. Porque en caso contrario, es fácil que transmitan los mismos errores que les impidieron dar de mamar, o que piensen que tampoco su hija va a poder, todo lo cual puede hacer que acabe equivocándose y/o con un ataque de nervios y/o que el nieto acabe con biberón. Aprender significa muchas veces empezar por abandonar ideas equivocadas, y si en este libro se dedican tantas páginas a algo tan sencillo y natural como es la lactancia materna, en buena parte es debido a lo abundantes y nocivas que son en este terreno.

Y si además encuentras la ayuda de alguien que sepa y en vez de tanta teoría te da cuatro clases prácticas, pues miel sobre hojuelas.

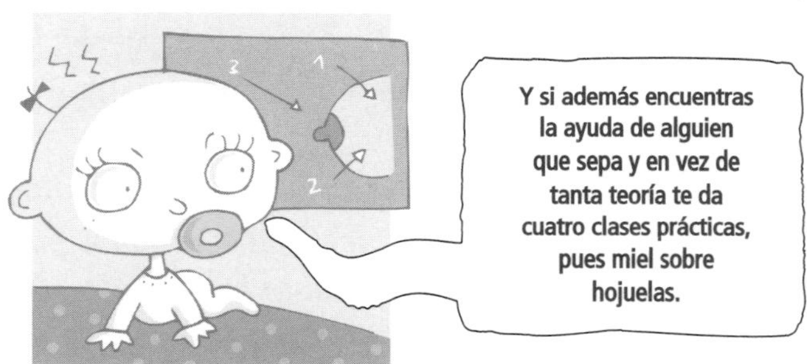

LAS PRIMERAS TOMAS

¿Para qué ponerle tan pronto al pecho, si apenas tengo leche?

Esa primera leche amarillenta que es **el calostro,** aun siendo tan escasa, **lleva defensas y todo lo que el recién nacido necesita por el momento.** Pero, además, **nada estimula tanto la futura subida de leche como la succión del pecho que ya buscan al poco de nacer,** y siempre que sea posible se les debe ofrecer en la sala de partos o al menos durante la primera hora de vida.

¿Cada cuánto debo darle de mamar?

Es inútil intentar que coman si no lo desean, pero hacerles esperar cuando tienen hambre es maltratar física y psicológicamente a unos seres incapaces de tener paciencia. Es la madre la que debe conocer y adaptarse al niño y no el niño a un reloj, de modo que **se les ha de dejar mamar tan a menudo como quieran. Al principio seguramente de forma algo irregular, cada dos o tres horas.** Eso hará que la producción de leche se acomode a la demanda del bebé, y **poco a poco las tomas se irán espaciando y haciendo más regulares.**

¿Cómo sabré que ya tiene hambre? ¿He de esperar a que llore?
Aunque algunos se quejan en cuanto sienten la menor necesidad, **el aumento de actividad y los movimientos de búsqueda que hacen con los labios, son ya probables signos de hambre en los recién nacidos,** y se les debe poner al pecho sin esperar a que llegue a hacerles llorar. Si están al lado de su madre, siempre se detectarán más pronto esos signos.

¿Se le puede dar un poco de suero glucosado o agua si pide antes de tiempo?
Las necesidades del bebé no saben de relojes, y la pésima costumbre de quitarles el hambre con suero por no «molestar» a la madre o porque «aún no toca», puede hacer que luego rechacen el pecho o lo dejen medio lleno, y no suba toda la leche (y el agua) que necesitan. **Si tienen hambre hay que darles el pecho y no agua, ni sola ni con glucosa.**

¿Cuánto han de durar las tomas?
Los niños vacían el noventa por ciento del pecho en los primeros cinco minutos, pero necesitan otro tanto para apurar el resto, rico en grasas muy buenas para el desarrollo de su cerebro. Además, también tienen derecho a gozar de su madre. Sin embargo, **al principio no deben estar más de cinco minutos en cada lado,** pues los pezones son aún muy sensibles. **Luego,** a medida que se endurezcan, se puede prolongar la duración de las tomas, esperando a que el niño lo suelte o se quede dormido. Pero

aunque no todos maman con igual eficacia, dejarles más de veinte minutos sólo sirve para que lo lesionen y traguen aire. **Suelen tener suficiente con diez o quince minutos en cada uno,** separados por una pausa para descansar y eructar, y sin contar las que ellos deciden frecuentemente tomarse por su cuenta.

¿Cómo lograr que se suelte?

Nunca se debe estirar para apartarlos del pecho, pues eso podría acabar dañándolo, **sino introducir un dedo entre el ángulo de su boca y el pezón,** rompiendo así el vacío que hacen al chupar.

¿Ha de mamar cada vez de los dos lados?

Durante los primeros días deben tomar de los dos para estimular la subida de la leche y quedarse satisfechos sin castigar demasiado un solo pezón. **Luego pueden tener suficiente con uno, pero hay que ofrecerles los dos,** que ellos dirán si quieren o no el segundo. Y si maman de ambos, **empezar siempre con el que fue el último la vez anterior,** pues seguramente quedó más lleno y debe vaciarse del todo para que no baje la producción de leche. Poner una cinta adhesiva de color o cualquier señal en el sujetador, servirá para no olvidar con cuál se acabó la última toma.

LOS PRIMEROS CONTRATIEMPOS

¿Qué pasa si al nacer no quiere cogerse al pecho? ¿Me subirá igual la leche?

Después del parto **pueden tardar hasta una hora en mostrar interés por mamar** y no hay que tener prisa. En cualquier caso, **el contacto piel a piel en las primeras horas de vida también contribuye decisivamente al éxito de la lactancia materna,** hasta el punto de que hoy se recomienda secarles y hacerles la primera exploración sobre el propio cuerpo de la madre.

¿Y si luego no hace más que dormir?

Es frecuente que **hasta el segundo o tercer día de vida** estén bastante somnolientos y **aunque se les debe ofrecer el pecho cada tres horas y siempre que parezcan tener hambre, no es raro que luego apenas quieran mamar.** Se puede tratar de despertarlos haciéndoles friegas en las manos, los pies y la cabeza, pero no hay que forzarles a coger el pecho si lo rechazan.

¿Y si no aguanta ni dos horas?

Eso no quiere decir que no queden satisfechos. **Una vez arrancan pueden mostrarse muy hambrientos, y tampoco debe extrañar que durante la primera semana pidan alguna vez antes de dos horas.** A lo largo del día, lo normal es que mamen entre ocho y doce veces, pero las tomas no siempre están perfectamente repartidas.

¿Por qué tengo esa especie de retortijones mientras le doy de mamar?

La succión del pecho **causa la liberación de una hormona** (oxitocina), **que además de empujar la leche produce contracciones en el útero,** con lo que éste deja de sangrar y vuelve a su tamaño normal más pronto. Muy práctico, aunque algo molesto. Una manta eléctrica suele aliviarlos, y siempre servirá de consuelo saber que esos «entuertos» sólo se sufren los primeros días y que también significan que el niño está estimulando la producción de leche.

¿Es normal que me duela el pecho cuando el bebé se agarra?

Durante las dos primeras semanas, es natural sentir alguna molestia al empezar las tomas, pero si el dolor dura más de un par de minutos quizás es que el niño no se está cogiendo bien, y convendrá situarlo correctamente.

¿Y si me empieza a doler cuando ya lleva un rato mamando?

Aunque más adelante éste puede ser el síntoma inicial de una infección por hongos bastante frecuente en la boca de los niños y en los pezones de sus madres, **los primeros días suele ser el aviso de que ya se les debe cambiar al otro pecho.** Seguramente llevan más de cinco minutos chupando, y poca leche quedará entonces ya en ese lado.

¿Y si me molesta mucho la subida de la leche, y además de tener los pechos muy pequeños, el pezón de un lado es casi plano y el otro está agrietado, y...?

Hay casos en los que es imprescindible consultar con un experto. Pero **algunos de estos problemas no son tan importantes como a veces puede parecer,** tal como se verá más adelante.

¿CADA CUÁNTO DEBE COMER?

–Cuando tenga hambre.

–Ya... pero ¿cada cuánto será eso?

–Depende.

–Vaya. ¿Y sería mucho pedir una respuesta algo más explícita?

–Es que no es fácil generalizar. Depende de lo que mamen cada vez, y aunque se les dé biberón y tomen siempre la misma cantidad, tampoco podría ser más concreto porque cada niño es como es, y encima cambia de día en día, de modo que...

–Pero ¿lo normal no es darles cada tres horas?

–La necesidad no admite ley, y lo normal es darles cuando tengan hambre. Otra cosa es que lo más frecuente sea que pidan cada tres horas, de día y de noche, y hagan así unas ocho tomas diarias. Y que al ir pasando el tiempo, sean capaces de comer más cantidad cada vez, con lo que las tomas se espacian lentamente, y a los tres meses, algunos ya tienen suficiente con cinco o seis al día: una cada tres horas y media o cuatro, saltando la de la noche.

DURANTE LOS PRIMEROS MESES
LA MAYORÍA COME CADA TRES HORAS

–Bueno, ya vamos aclarando las cosas...

–Pero otros necesitan comer más veces. Por ejemplo, si un niño nace muy chiquitín y también tiene algo más pequeño el estómago, como no podrá tomar mucho de una vez y a lo mejor necesita más que otros porque ha de recuperar peso, pedirá más a menudo. Lo mismo ocurre cuando encuentran poca leche, de modo que los primeros días hasta que no se produce la subida de la leche, lo lógico es que casi ninguno aguante las famosas tres horas.

DURANTE LAS PRIMERAS SEMANAS
MUCHOS PIDEN MÁS A MENUDO

–Y a la inversa...

–Exactamente. Porque un niño grandote que se encuentra además con una madre que ya tiene leche de sobras para llenarlo cada vez hasta los topes, luego tardará más en pedir. Y eso es lo que les pasa a todos al ir creciendo, de forma que cuando ya tienen unas semanas y a las tres horas siguen durmiendo, es mejor esperar a que se despierten. Pero durante el día tampoco conviene dejarlos más de cuatro horas seguidas, para evitar que luego pidan más a menudo por la noche.

LAS TOMAS SE VAN ESPACIANDO A MEDIDA QUE PASA EL TIEMPO

–Entonces, el horario depende de la edad y del tamaño de cada niño, y de lo que tome cada vez...

–Y de otras cosas. Por ejemplo, de la clase de leche, pues la del pecho se digiere mucho mejor y más rápidamente, y por eso mamando piden más pronto que con biberón, aunque como no hace falta preparar nada, tampoco eso es un inconveniente, y al final, incluso se gana tiempo. También influye mucho si un bebé ha salido tipo Don Quijote o más bien Sancho Panza, si es nerviosillo o tranquilote, si tiene el metabolismo así o asá... En fin, lo único seguro es que todos son distintos, y que un elefante y un pajarito no comen ni la misma cantidad ni las mismas veces. Y no puede haber una regla fija para todos.

–Pero con el informe dan a veces una hoja de instrucciones...

–... en la que dice que se les dé «cada tres horas», lo cual coincide con lo que va a necesitar la mayoría. Pero casi siempre añaden la palabra «aproximadamente», sugiriendo que no debe hacerse más caso del reloj que del hambre del niño. Además, recomiendan adelantar la primera visita al pediatra si surge cualquier problema, cosa que sin duda sucederá si el bebé pide antes de las tres horas y no se le dá.

–¿Y no se les puede adaptar a un horario?

–Desde luego, pero a todos nos gustaría tener un horario flexible. Y aunque ellos mismos se acostumbran a comer cada tres horas, si un niño pide antes, no hay por qué hacerle esperar. Y menos aún con las primeras tomas de pecho, que a lo mejor se ha quedado a dos velas la vez anterior porque aún no ha encontrado mucha leche o estaba frito de sueño y ha pasado de comer. Y al revés, si está durmiendo tranquilamente, tampoco es demasiado lógico despertarle sólo porque ya sea la hora. Aunque, tal como ya se ha dicho, durante el día es mejor no dejarlos más de cuatro horas seguidas porque, en caso contrario, es fácil que luego pidan por la noche todo lo que no han comido de día.

POCO A POCO SE LES PUEDE ADAPTAR A UN HORARIO FLEXIBLE

–Entonces, ¿no hay que despertarlos nunca antes de las cuatro horas para darles de comer?

–Estamos entrando demasiado en el tema del sueño, que merece un tratamiento aparte, pero la pregunta es muy interesante. Al principio no es muy normal que un bebé aguante más de tres horas sin comer y conviene estar atentos, porque algunos niños, especialmente si han nacido algo antes de tiempo o con pocas energías, durante los primeros días apenas protestan para reclamar su alimento. El hambre no les despierta, y si se les deja a su aire, se quedan cada vez más apagados y con menos fuerza para llorar, entrando en un círculo vicioso muy peligroso. Parecen muy buenos y conformes, pero es que están pasando tanta hambre y sed que casi no pueden ni quejarse. Por eso, hasta que no estemos seguros de que el bebé es capaz de montar un escándalo cuando tenga hambre, se le debe ofrecer el pecho o el biberón cada tres horas si es que no lo ha pedido antes.

LOS PRIMEROS DÍAS ES MEJOR NO FIARSE,
Y CONVIENE OFRECERLES CADA TRES HORAS

–Pero siempre hay que darles en cuanto lloren, ¿no?

–En cuanto se note que tienen hambre, que no es lo mismo. Si empiezan a abrir la boca y a estar inquietos no hace falta esperar a que lloren. Pero también hay que tener cuidado con lo contrario, y tampoco se trata de que sólo porque lloren un poco se les intente calmar cada cinco minutos con el pecho o el biberón, que no sólo de pan vive el hombre y pueden llorar por otras cosas. Si hace muy poco que ha comido, lo normal es mirar primero a ver si lo que necesita es un cambio de pañales o de postura, o quizás algo de compañía... pero eso lo dejaremos para otra ocasión.

NO SIEMPRE QUE LLORAN ES POR HAMBRE

¿TENDRÉ SUFICIENTE LECHE?

–¿Por qué dudarlo?

–No sé... muchas amigas me dicen que ellas tenían poca y...

–... y seguramente es que no hicieron bien las cosas. Es excepcional que una madre no sea capaz de producir toda la leche que necesita su hijo. La naturaleza se equivoca a veces, pero no tanto como nosotros.

–Ya, pero con los biberones siempre es más fácil, porque si el niño se los termina todos y aguanta menos antes de volver a pedir otro, se le preparan un poco más grandes y listos, ¿no?

–Efectivamente, sólo que mamando pasa exactamente igual: cuando un bebé se queda un poco justo, deja los pechos completamente limpios y pide más a menudo, y resulta que esas dos cosas —vaciar del todo y chupar mucho— son las señales que advierten al organismo de la madre para que aumente la producción de leche. Es decir, lo mismo que con los biberones, pero automático.

LA PRODUCCIÓN DE LECHE SE VA ADAPTANDO A LA DEMANDA DEL NIÑO, AUMENTANDO SI VACÍA BIEN LOS PECHOS Y MAMA MÁS A MENUDO

–Ya... y de ahí vendrá eso tan típico de empezar siempre por el pecho que fue el último en la toma anterior.

–Exacto. Porque si el niño deja algo será en el segundo, y conviene alternarlos para que los dos se vayan vaciando completamente y no cesen de trabajar creyendo que sobra leche.

–Y por eso hay que darle de mamar siempre que tenga hambre.

–Por eso, y porque hay que dar de comer al hambriento, claro. Pero sí: también porque ésa es la forma de adaptar la oferta a la demanda. Y especialmente los primeros días, más vale no hacer el menor intento por cumplir un horario, porque si las raciones todavía son pequeñas el bebé necesitará comer más veces, con lo que, de paso, conseguirá que su madre vaya fabricando más leche.

–*Y más adelante...*

–Más de lo mismo. Si un buen día el niño empieza a ponerse nervioso y a pedir muy seguido o vuelve a querer mamar por la noche, no es que su madre se esté quedando sin leche: es el bebé, que necesita más combustible porque se va haciendo mayor, y si se organizan unas «Jornadas de lactancia intensiva» para poder dedicarse a dejarle mamar todo lo que le dé la gana, en pocos días subirá más leche, y el niño volverá a quedarse satisfecho y a aguantar como antes.

¿Y si tengo poca leche?
No te apures, que ya me encargaré yo de avisarte. No dejaré ni gota, volveré a pedir más pronto, y listos. O sea que, tira el reloj. Y no empieces siempre con el mismo pecho, que he de vaciar bien los dos

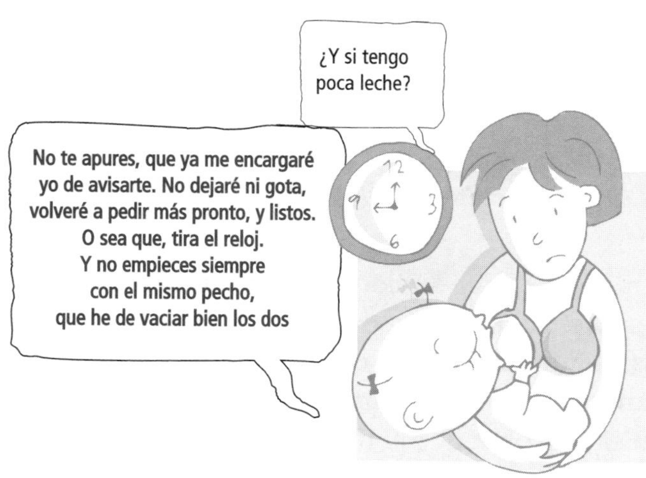

¿NO NECESITARÁ ALGÚN BIBERÓN DE AYUDA?

Las que de verdad necesitarían a menudo una ayuda son las madres, para convencerse de que pronto van a tener leche de sobras, o para poder librarse de la gente que les hace creer lo contrario... y encima acaba teniendo razón, porque los sentimientos influyen en la producción de leche, para bien y para mal... y no hace falta decir en qué sentido actúa la ansiedad.

Te va a pasar como a mí. Me subió tan poca leche, que no aguantabas ni dos horas y tuve que dejarlo
Y esta niña tampoco debe de encontrar nada, porque ni se coge
Estará pasando hambre. Esto no puede ser. ¿Por qué no le das un poco de biberón?
Ni caso. Yo de esto sólo hablo con mi pediatra
Paso del pecho porque ahora mismo no tengo hambre, pero espera un poco y verás

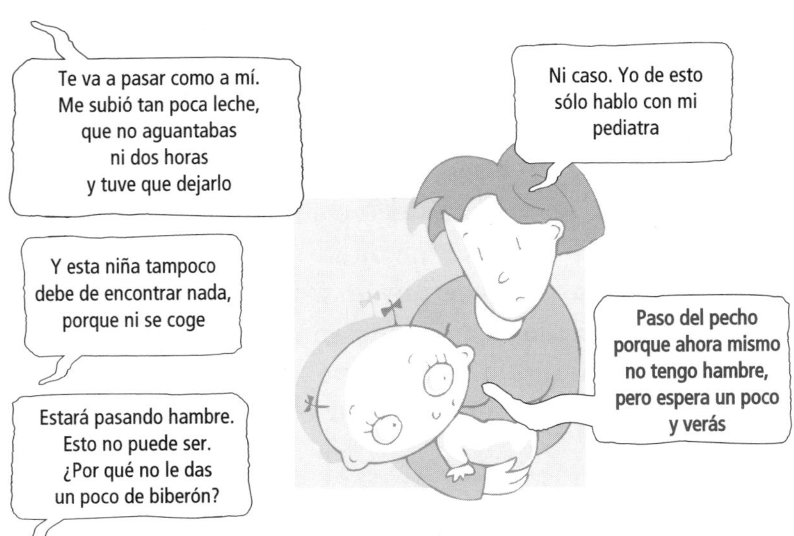

EMPEZAR CON BIBERONES ES PONER EN PELIGRO LA LACTANCIA MATERNA Y NUNCA DEBIERA HACERSE SIN CONSULTAR ANTES CON EL PEDIATRA

Pero hasta hace muy poco, era corriente incluir «por si acaso» un bote de leche en la canastilla que se prepara para el bebé en la maternidad, y aún es fácil seguir encontrando una botellita de suero glucosado. Es decir, un poco de leche y un poco de agua con azúcar que a menudo sólo sirven para que el niño tarde más en pedir o se coja con menos ganas, con lo que la producción de leche materna no se acomoda a sus auténticas necesidades. O un chupete, que quizá le sea realmente muy útil más adelante, pero cuyo uso tampoco conviene fomentar de entrada, en parte por evitar el riesgo de que no logre mamar bien al pretender tratar al pecho como está aprendiendo a hacer con el chupete, pero también por no quitarle las ganas de chupar. Sin embargo, cuando un bebé nace con pocas reservas de azúcar, puede ser imprescindible darle suero glucosado durante los primeros días, y la leche artificial también es a veces una verdadera ayuda, pero es el pediatra quien debe decidir si realmente la necesita. Llegado el caso, al principio es mejor no confundirles con tetinas tan distintas de la natural, dándoles esa ayuda a cucharaditas o incluso directamente de un vaso, empujándola poco a poco hacia su boca con una cucharilla.

SI NECESITAN TEMPORALMENTE UNA AYUDA, ES MEJOR NO DÁRSELA EN BIBERÓN

LACTANCIA MIXTA: MÁS VECES ESTORBO QUE AYUDA

Si al principio apenas se coge al pecho, ¿no necesitará algo de biberón?
Raras veces un recién nacido sin problemas lo precisa de verdad, y **si antes del tercer día parece poco interesado en mamar es porque aún tiene sus propias reservas.**

¿Y si es al revés y no encuentra todo lo que quisiera?
Tampoco pasa nada porque en alguna toma se quede corto, pues como para compensar pedirá más a menudo y dejará bien vacíos los pechos, pronto se producirá toda la leche que necesita. Pero si a la primera de cambios se le da biberón, fácilmente ocurrirá lo contrario. Ese suplemento que se empieza a dar por **el miedo a que el niño pase hambre es la principal causa de abandono de la lactancia materna.**

Pero si después de mamar se toma un poco de biberón, será que le hacía falta, ¿no?
No se debe probar a ver si todavía tienen hambre ofreciéndoles un biberón tras darles el pecho, ya que seguramente tomarán algo por el simple placer de chupar de un «pezón» que encima deja salir leche con tanta facilidad. **Que lo acepten, no quiere decir que lo necesiten.**

Entonces, ¿siempre tendrá suficiente con el pecho durante los primeros días?

Un recién nacido sin energía para mamar necesitará obviamente una ayuda temporal hasta coger fuerza, y aunque lo mejor es darle la leche que la madre vaya sacándose del pecho, a veces hay que utilizar leche artificial. Cuando una cesárea o un parto difícil (o incluso la misma ansiedad por el peso del niño) retrasa la adecuada subida de leche, también puede hacer falta un suplemento hasta que la madre recupere la salud (o la tranquilidad). Pero **si se desea seguir con la lactancia materna, nunca se les debiera dar un biberón sin consultar antes con el pediatra.**

Y si de repente empieza a aguantar menos, ¿no quiere eso decir que necesita más leche?

Desde luego, y es normal que de cuando en cuando aumenten casi de golpe sus demandas. Eso suele ocurrir al acabar la primera semana, y luego al mes, al mes y medio, y alrededor del tercero. Pero si tomando biberón sólo hay que hacérselos más grandes, con el pecho **bastará con permitirles mamar más a menudo durante unos días,** y pronto encontrarán más cantidad de leche y las tomas volverán a espaciarse.

Pero en la práctica, ¿no es muy corriente la lactancia mixta?

Bastantes niños empiezan a necesitar algún biberón, solo o después del pecho, al encontrarlo menos lleno **debido al cansancio de sus madres** (más valdría disponer de ayuda y no fatigarse con nada que pueda esperar) **o a que se han alarmado al ver que el bebé pedía más a menudo** (siendo normal que eso ocurra de cuando en cuando) **o han creído que dormiría más dándole un poco de biberón tras la última toma del día** (lo cual no siempre es cierto), haciendo así que realmente bajara la producción de leche. **La falta de información y de apoyo hacen que la lactancia mixta sea efectivamente muy corrien-**

te... y a menudo muy breve, pues es fácil que pronto se convierta en lactancia exclusivamente artificial.

¿Y si un día me retraso y al niño ya le toca mamar?

Alguna ventaja de la lactancia materna se pierde cuando toman el primer biberón, de modo **que si sólo se trata de un ratito vale la pena intentar hacerles esperar,** jugando o engañándoles con un poco de agua azucarada. **Pero cuando la lactancia ya está bien establecida, tampoco supone mayor problema darles esporádicamente algún biberón,** siempre que la madre se vacíe los pechos para aliviarse y no dejar de estimularlos tal como habría hecho su hijo.

¿Y cuando vuelva a trabajar fuera de casa?

Aunque **la ley protege a la madre trabajadora para permitirle amamantar a su hijo,** en la práctica existen muchas trabas y, además, el cansancio y los nervios hacen más difícil seguir teniendo leche. Sin embargo, **muchas mujeres con jornada laboral completa continúan dando de mamar** una o más veces al día, e **incluso es posible mantener exclusivamente la lactancia natural** planeando con el pediatra la estrategia más adecuada a cada caso.

LACTANCIA ARTIFICIAL: PREGUNTAS HABITUALES

¿Cuánta leche necesita diariamente?

En realidad, **sólo el niño lo sabe.** A fin de cuentas, mamando toman lo que les da la gana. Y aunque el pediatra puede calcular las necesidades mínimas de cada bebé según su peso y edad, ambas cosas cambian de día en día, y lo que verdaderamente precisan depende también mucho de su naturaleza y constitución, de modo que es preferible ser generosos en la oferta y dejar que sea el propio niño quien decida. Pero **no hay que extrañarse de que unas veces tome menos que otras, ni intentar forzarlo jamás.**

¿De cuánto le hago los primeros biberones?

En la maternidad, **diariamente se les ofrecen diez mililitros más en cada biberón,** y se recomienda «seguir igual» hasta que el pediatra les haga la revisión a la semana de vida. Sin embargo, no siempre se recalca suficientemente que eso significa «seguir aumentando igual» **hasta llegar al menos a noventa mililitros,** con lo que demasiadas veces se presentan en la consulta unos padres desesperados porque su hijo no para de llorar desde que llegaron a casa, y lo único que ocurre es que sólo le permiten tomar cuarenta mililitros cada tres horas, y el pobre tiene ya siete días... y mucha hambre.

¿Cada cuánto hay que darle?

Aunque la leche artificial tarda más en digerirse que la materna, **los primeros días también pueden pedir cada dos o tres horas,** día y noche, hasta coger un ritmo regular. **Luego** será muy fácil conseguir que espacien las tomas, a medida que acepten biberones más grandes. Resulta igual darles noventa cada tres horas que ciento veinte cada cuatro, siempre que les quepa en el estómago. Pero **el horario también debe ser flexible.** No tiene sentido hacerles esperar si un día piden antes, ni despertarles inmediatamente sólo porque ya toque; aunque, **durante el día, tampoco conviene dejarles dormir más de cuatro horas seguidas,** para ir logrando que ese descanso sea (para todos) por la noche.

¿Cuándo debo ir aumentando la cantidad de leche?

El pediatra irá indicando de mes en mes el volumen que hay que prepararle, pero **es el niño quien manda,** de manera que **si se acaba todos los biberones y aguanta menos entre toma y toma,**

debe aumentarse la oferta. Por término medio, a partir de los diez días y durante todo el primer mes, suelen tomar entre 90 y 120 ml, y el resto del trimestre, 150 a 180 ml.

¿Y si toma menos leche de la que se recomienda en el bote?
Lo que necesitan depende más de su peso que de su edad, pero lo que pone en la etiqueta, viene por meses, y en bastantes casos está calculado pensando en los más grandotes. Y aunque **en el envase se indica siempre que es el pediatra quien tiene la última palabra,** también es cierto que esas cifras sólo sirven para que algunas madres se angustien... o intenten cebar a sus hijos y hasta lo logren.

¿Cómo puedo lograr que no se ponga demasiado gordo?
Ciertamente, uno de los inconvenientes de la lactancia artificial es que los bebés apenas deben trabajar para conseguir su alimento y tienen tendencia a comer más de la cuenta. Para evitarlo, en vez de practicar aquello de «venga, que ya sólo queda este poquito», **hay que procurar quitarles el biberón en cuanto se vea que empiezan a chupar sin ilusión,** por pura inercia.

UN BUEN BIBERÓN

INGREDIENTES

• Aunque **el agua del grifo** sea apta para el consumo público y **en muchos lugares es adecuada para preparar los biberones,** en otros lleva demasiadas sales minerales y diversas substancias que podrían perjudicar al bebé. El pediatra sabrá cuál es la situación en su zona, pero **en caso de duda, es preciso utilizar agua envasada,** que siempre debe ser de las de bajo contenido en minerales.

• **Los filtros domésticos para ablandar el agua no solucionan nada**, pues le quitan el calcio intercambiándolo con otros minerales cuyo exceso la puede hacer menos apropiada para preparar los biberones, **y además se convierten fácilmente en un nido de microbios**.

• En los depósitos de agua que abastecen a las viviendas, se filtra el agua y se le añade cloro para mantenerla libre de microbios y por eso la podemos beber todos sin necesidad de hervirla. Pero, excepcionalmente, pueden encontrarse en ella huevos de algunos parásitos capaces de producir diarreas, y por eso las autoridades sanitarias recomiendan que se hierva cuando el consumidor es un bebé. Sin embargo, pediatras de reconocido prestigio están sugiriendo ya que esta medida puede ser excesiva, pues ni estos parásitos son frecuentes en el agua de consumo público, ni causarían problemas graves en un niño normal. Y si sólo lo sugieren con cierta ambiguedad, quizás es porque **es difícil atreverse a decir que los biberones pueden prepararse con agua del grifo sin hervir**, pues siempre será menos comprometido afirmar lo contrario. Por eso, también aquí se aconseja hervirla... o emplear agua embotellada.

• Al hervir el agua del grifo siguiendo las recomendaciones oficiales, aparece un nuevo problema. Si se hace durante los cinco y hasta diez minutos que indican distintos organismos competentes, se evapora mucha agua y aumenta la concentración de sales minerales y substancias perjudiciales para el bebé, con lo que hay que replantearse si ahora sigue siendo adecuada para preparar los biberones del niño. Sin embargo, la OMS dice que basta un minuto para eliminar del agua corriente cualquier agente infeccioso, y en ese tiempo apenas cambia su composición. Pero un minuto es suficiente sólo si se vive al nivel del mar, pues en otro caso, hay que añadir un minuto más por cada mil metros de altura... de modo que **si se quiere utilizar agua del grifo, más vale consultar con el pediatra**.

• Siempre que se mantenga cerrada en el frigorífico una vez empezada, **no es necesario hervir el agua envasada**, pues para poder recibir esa denominación ha de demostrar que no contiene gérmenes capaces de producir infecciones.

• Hoy **se dispone de leches líquidas para bebés ya preparadas**, algo más caras que la leche en polvo pero realmente **muy cómodas**.

• **Los botes de leche en polvo pueden conservarse durante un mes una vez que se han empezado**, siempre que se mantengan **herméticamente cerrados** después de cada uso en un lugar fresco y seco.

• Un comité internacional de expertos decide y revisa periódicamente las condiciones que deben cumplir todas las leches para bebés, pero admitiendo ciertos márgenes en su composición. **El pediatra puede elegir una u otra marca de leche basándose en su propia opinión** sobre la importancia e interés para el niño de los detalles que las diferencian, **pero también en la confianza que le merezcan el fabricante y el distribuidor**, pues no todos ofrecen siempre las mismas garantías.

• La leche suele llevarse las culpas de casi todos los males de los lactantes, y aunque **algunos niños necesitan leches especiales** (por ejemplo, de soja, sin lactosa, o con espesantes), entre las normales hay pocas diferencias capaces de resolver problemas importantes y su sabor es también muy parecido, de modo que no sirve de nada ir probando a la buena de Dios. Por descontado, los bebés no deben tomar jamás leche de vaca corriente, ni entera ni desnatada, y **si lo cree conveniente, es el pediatra quien ha de decidir cualquier cambio de leche**.

UTENSILIOS

• Cuanto más ancho sea el biberón, más difícil será ajustar exactamente el volumen de agua al nivel deseado, por lo que **para prepa-**

rar bien la leche son preferibles los biberones estrechos y largos. (Evidentemente, usando leche líquida no importa poner un poco de más o de menos, y cualquiera sirve)

• Prácticamente todas **las tetinas** que existen en el mercado cumplen los requisitos básicos: **deben ser suaves al tacto, no muy duras** para poder adaptarse bien a la boca del niño, y **con un orificio especial para evitar que al chupar se haga el vacío** dentro del biberón. Las hay de distintas formas, y si el bebé tiene dificultades con una, siempre se puede ir probando hasta dar con la más adecuada para él, pero **no parece que las nuevas tetinas «anatómicas» sean mejores que las clásicas**.

• Normalmente, **el orificio de la tetina** viene de fábrica con un tamaño razonable, pero según el niño y el tipo de leche (sobre todo si se utiliza alguna especialmente espesa para niños que regurgitan mucho), es fácil ampliarlo con una aguja al rojo vivo. Para ir bien, **debe permitir que la leche gotee bastante rápido, aunque no a chorro**. Si es demasiado grande, el niño se puede atragantar, aparte de que le durará tan poco que se quedará llorando porque se le ha pasado el hambre pero no las ganas de chupar. Lo razonable es que tarde unos diez minutos. Pero si es demasiado pequeño, le costará mucho tomarlo y seguramente también acabará llorando por culpa de la cantidad de aire que ha tragado.

• **Los biberones «anti-hipo»** llevan un mecanismo para evitar que el bebé trague demasiado aire, que puede resultar útil. Pero como dificultan la salida de la leche, **a veces consiguen lo contrario**, y en bastantes casos las madres acaban por emplear un biberón normal.

PREPARACIÓN

• Aunque esto se omita en la publicidad de los métodos químicos de esterilización de biberones, los microbios que puedan quedar después de hervirlos en agua potable son totalmente inofensivos para un niño normal. Pero incluso la habitual recomendación de «hervirlo-siempre-todo-bien», conduce a una práctica tan engorrosa como excesiva, si la leche se consume inmediatamente. Sin embargo, y tal como sucede con la dudosa necesidad de hervir el agua de consumo público, también es problemático ser categóricos en este sentido, aunque el riesgo sea todavía menor cuando el agua sólo va a ser empleada para lavar los biberones. Porque **lo imprescindible es lavar todo con agua y jabón, antes e inmediatamente después de cada uso, aclarando a conciencia y empleando un cepillo especial para eliminar cualquier resto de leche** que pueda haber quedado y que se contaminaría fácilmente. Es sencillo y prudente hervir la tetina una vez al día, y desde luego, también hay que **lavarse bien las manos al prepararlos**, pero no tiene mucho sentido convertir la cocina en un laboratorio, ni desperdiciar el tiempo hirviendo biberones hasta ocho veces al día (¡y esperando a que se enfríen!), y menos cuando el niño empiece a llevarse a la boca todo lo que pille sin preocuparse por lo limpio que esté y antes de que lo podamos evitar. En todo caso, el asunto es polémico y, como siempre, **es el pediatra quien debe decidir si también hay que hervir o esterilizar los biberones y tetinas antes de cada toma, y hasta cuándo**.

• **Los biberones deben prepararse** siempre según las proporciones recomendadas, por lo general, **poniendo treinta mililitros de agua por cada medida de leche**, aunque algunos pediatras aconsejan que durante los dos primeros meses lleven un poco más de agua, y se preparen con una medida por cada treinta y cinco mililitros.

• Por si los padres son de letras y/o han olvidado el sistema métrico, convendrá recordar que **es lo mismo mililitros (ml) que centímetros cúbicos (cc)**, y por si han comprado un biberón de importación, que las onzas (oz) son cosa de los ingleses.

• Es mejor no utilizar medias medidas y subir siempre de treinta en treinta. Por ejemplo, si el bebé toma unos cien mililitros cada vez, **prepararlos con** ciento veinte de agua y cuatro **medidas completas** de leche, aunque ya sepamos que no se los acabará.

• Las medidas deben ser **rasas y sin comprimir**. Lo contrario puede hacer que el niño se deshidrate, cosa que antes ocurría con cierta frecuencia, cuando una madre las colmaba y comprimía o incluso ponía más medidas de la cuenta «para que alimentara más».

• **Primero se pone agua hasta el nivel deseado y luego se añaden las medidas de leche** correspondientes. Al revés llevaría menos agua de la debida y, por tanto, no es correcto disolver la leche en un poco de agua caliente y añadir luego la restante hasta alcanzar el volumen previsto, aunque eso vaya muy bien para evitar que se formen grumos.

• **Para deshacer los grumos** no hay más remedio que **agitar enérgicamente el biberón** todo el tiempo que haga falta. (Y luego dicen que criarlos al pecho da más trabajo...)

CONSERVACIÓN

• **La leche puede contaminarse relativamente pronto a temperatura ambiente, y nunca deben guardarse las sobras de una toma para otra**, ni siquiera en la nevera.

• **Siempre que se mantengan en la nevera y se consuman antes de un día, pueden prepararse varios biberones de una vez**. En este caso, **antes hay que esterilizarlo todo muy bien**, hirviendo durante diez minutos los biberones y tetinas por un lado y el agua por otro, y una vez listos, cerrarlos con las tetinas hacia adentro y meterlos inmediatamente en el frigorífico.

PRESENTACIÓN

• Aunque se puede utilizar un termómetro para servir los biberones a 36 o 37 grados, es decir, a la misma temperatura del cuerpo humano y la leche materna, lo realmente importante es **asegurarse de que no estén demasiado calientes, dejando caer las primeras gotas en el dorso de la mano**. De hecho, **no hay inconveniente en que los tomen a temperatura ambiente**, y a partir de los seis meses algunos niños incluso los prefieren más bien fríos.

• **Los hornos de microondas no reparten por igual el calor y el niño puede quemarse** aunque el biberón esté frío por fuera. **Lo más seguro es calentarlos bajo un chorro de agua caliente, sumergirlos un rato en agua templada, o utilizar un calientabiberones**. Pero han de consumirse enseguida, y el calientabiberones **no debe emplearse para mantenerlos tibios hasta la hora de la toma.**

• Se dice que el hambre es la mejor salsa, pero la buena compañía no le va a la zaga en este sentido. **Un biberón puede ser mucho más que un alimento, si se da y toma con gusto y a gusto.**

CIRCUNSTANCIAS QUE NO OBLIGAN A DEJAR LA LACTANCIA MATERNA

Tal como demostraban las antiguas nodrizas al amamantar un bebé tras otro e incluso más de uno a la vez, **la producción de leche puede mantenerse de forma indefinida mientras el pecho no deje de ser estimulado y vaciado con la frecuencia adecuada,** aumentando cuanto mayor sea ésta. Y si se vacía con regularidad, **exprimiéndolo a mano o usando un aparato sacaleches,** será también posible no tener que abandonar definitivamente la lactancia materna tras una interrupción forzosa y ni siquiera suspenderla un solo día a pesar de separaciones más o menos imprevistas y prolongadas.

Esto resulta muy fácil en algunos casos, y es lamentable que la falta de información impida a una mujer seguir dando el pecho en contra de su deseo (y el de su hijo). Sin embargo, **a veces requiere un esfuerzo que no todas las madres quieren o pueden efectuar,** quizá porque sus circunstancias se lo hacen sencillamente imposible, pero demasiado a menudo porque tampoco se les brinda suficiente motivación ni ayuda. Y si lo ideal sería que todos los niños mamaran durante un año o más y que ése fuera su único alimento hasta los cinco o seis meses, **cuanto más pequeños sean o más comprometida se halle su salud, más les conviene beneficiarse de las ventajas de la leche materna.** Los prematuros y recién nacidos ingresados en el hospital, así como los bebés que han de ir a la guardería y exponerse a enfermedades contagiosas demasiado pronto, agradecerán especialmente que todos nos empeñemos y colaboremos para poder alimentarlos con la mejor leche.

ICTERICIA POR LECHE MATERNA

- La leche materna lleva ciertas substancias capaces de prolongar o exagerar la ictericia en algunos recién nacidos, pero eso **no les causa el menor daño, y normalmente no hay que suspender ni una sola toma de pecho**.

- Aunque un análisis de sangre puede descartar otras causas de ese aumento de bilirrubina, **es posible que a pesar de todo el pediatra recomiende darles sólo leche artificial durante uno o dos días, para observar si la ictericia baja dejando de mamar** y que, por tanto, no es preciso buscarle otra explicación ni preocuparse más. Mientras no lo vuelva a hacer el niño, **la madre deberá ir vaciándose ambos pechos cada tres horas**.

• Es mucho más frecuente que la lactancia natural produzca ictericia por un mecanismo muy distinto: **si maman menos de lo que necesitan**, al no orinar ni hacer las suficientes cacas para eliminar el exceso de bilirrubina, **también pueden ponerse más amarillos de lo normal**.

HOSPITALIZACIÓN DEL BEBÉ

• **Los hospitales no sólo permiten alimentar con leche materna a los niños ingresados, sino que cada vez están tratando de dar más facilidades para hacerlo posible**, pues siendo mejor para todos, es particularmente buena para los prematuros, e incluso indispensable para prevenir complicaciones que se dan con relativa frecuencia en los recién nacidos más gravemente enfermos.

• Algunas madres tan sólo tienen que ir desde su habitación hasta la unidad de vigilancia intensiva cada tres horas para dar de mamar a un bebé sano y vigoroso, ingresado por pura precaución. Otras han de instalarse unos días en el hospital y vaciarse dos o tres veces el pecho hasta que el niño pueda volver a comer tras una pequeña intervención quirúrgica. Pero también las hay que deben llevar al hospital una o dos veces por día la leche que van sacándose en casa para alimentar por sonda a un prematuro de muy bajo peso que será incapaz de mamar durante semanas. No siempre es, pues, igual de fácil, pero el hospital colaborará **aportando todos los recursos a su disposición**: personal para guiar y ayudar a las madres, aparatos para extraer la leche, bolsas y neveras para transportarla, salas donde poder dar de mamar en un ambiente más apropiado que el de una UVI...

SEPARACIONES BREVES

Es frecuente que una madre quiera o deba saltarse una toma, por ejemplo porque tiene una boda y cree (con razón) que ni ella ni su bebé van a poder disfrutar mucho de la fiesta si van los dos: **sólo tendrá que vaciarse el pecho cuando lo hubiera hecho el niño, y dejarle preparado un biberón. Pero también puede empezar a sacarse leche unos días antes y conservarla congelada para que ese biberón sea el mejor**. Y tanto si se vacía un poco el pecho antes de las tomas como si aprovecha la leche que quede tras ellas hasta reunir la cantidad suficiente, al niño no le afectarán esas pequeñas sisas, pues con pedir más a menudo tendrá resuelto el problema.

• La misma estrategia permite que las madres salgan de casa sin miedo a que un imprevisto retrase su retorno. Aunque al bebé no le pasaría nada por tomar leche artificial, **tampoco es difícil mantener siempre a punto una reserva de leche materna en la nevera, por si acaso**.

ENFERMEDAD DE LA MADRE

• Dar el pecho consume energías, pero **no es frecuente** tener problemas o enfermedades en los **que a la madre le resulte perjudicial** hacerlo.

• **Es extremadamente raro que un medicamento** sea tan peligroso para el bebé y tan imprescindible para su madre, como para que su uso **obligue forzosamente a suspender la lactancia materna.** Pero incluso en ese caso, y a menos que deba tomarse durante mucho tiempo, se puede ir sacando la leche para reanudar la lactancia al acabar el tratamiento.

• **Pocas infecciones exigen separar al bebé de su madre, y son rarísimas las que se pueden transmitir por la leche**.

• **Cuando la madre ingresa en el hospital también tiene derecho a convivir con su hijo**, y si su estado lo permite y la enfermedad no es peligrosa para él, podrá seguir dándole de mamar.

• **Aunque la madre no esté en condiciones** de amamantar tras un parto complicado, si se vacía regularmente los pechos desde el primer día **también será posible que inicie y mantenga la producción de leche**, y más si puede tener contacto piel a piel con su hijo nada más nacer.

VUELTA AL TRABAJO

• El conflicto entre trabajo y lactancia materna suele plantearse antes en las mujeres que trabajan por cuenta propia o ejercen profesiones liberales, pero **al margen de necesidades económicas**, también hay madres que pronto preferirían volver a hacer algo más que pasarse el día cambiando pañales y sin más compañía que la de su hijo, por mucho que disfruten de él. **El bienestar psicológico de la madre es también importante para el bebé**, de forma que incluso pensando exclusivamente en sus intereses, la decisión no siempre es fácil. En cualquier caso, **el trabajo dificulta la alimentación con leche materna, pero no siempre la impide**.

• **Si sólo hiciera falta saltar una toma y se dispone de tiempo suficiente** para desplazarse a casa (o a una guardería cercana al lugar de trabajo), **es posible seguir dándole normalmente el pecho**, aunque se estará más a gusto sabiendo que en la nevera hay siempre a punto una ración de leche materna. **Cuando el trabajo es de media jornada, también se le puede dar de mamar más a menudo por la noche** para que luego duerma mientras la madre esté fuera.

• En algunos casos, la única posibilidad de seguir con la lactancia materna exclusiva supone **ir sacándose la leche durante el trabajo**, almacenarla y llevarla a casa en una nevera portátil al acabar cada jornada **para preparar con ella los biberones del día siguiente**, y seguir dando de mamar directamente cuando se pueda, quizá sólo por la noche y los fines de semana. Además, será necesario haber obtenido previamente suficiente leche para alimentar al bebé el primer día de trabajo y darle ya antes alguna toma en biberón para ir acostumbrándolo al cambio de envase. **No es fácil, pero si se desea, tampoco se pierde nada por intentarlo**.

• Más vale poco que nada, y **muchas veces la lactancia mixta es la mejor alternativa para todas las partes**. Una toma de pecho al volver del trabajo también permitirá que la madre disfrute de su hijo y de un poco de calma, y si por la mañana ha de dejarle en la guardería, se quedará mucho más tranquila dándole una buena provisión de defensas antes de despedirse.

EL MEJOR BIBERÓN

INGREDIENTES

• Aunque el único ingrediente del mejor biberón es la leche materna, para obtenerla también pueden ser necesarias buenas dosis de **voluntad, tesón y esfuerzo**.

• Ni el mejor aparato sacaleches ni la más depurada técnica consiguen vaciar y estimular el pecho tanto como lo haría el propio bebé, y el cansancio y las preocupaciones de la madre trabajadora o con un hijo ingresado en el hospital tampoco favorecen la producción de leche. Esto puede compensarse con un aumento en la frecuencia de las extracciones y, sobre todo, con **toda la ayuda, el apoyo y el ánimo que la madre necesita y merece**.

UTENSILIOS

• **Los sacaleches manuales**, que aspiran el pecho haciendo el vacío con una pera de goma, **no son tan eficaces como las bombas de**

succión eléctricas, que no se transportan con tanta facilidad ni son baratas, pero también se pueden alquilar. Y algunas madres no necesitan aparato alguno, pues **es posible obtener suficiente leche exprimiendo el pecho a mano**.

• Existen unos **pequeños cuencos** que se colocan entre el pecho y el sujetador, **para no perder la leche que a menudo sale por un lado cuando se está tratando de vaciar el otro**.

• **Aunque hay bolsas especiales,** muy prácticas para facilitar su transporte y conservación, la leche materna **también puede guardarse en biberones o recipientes de plástico normales**. Pero es **mejor no emplear frascos de vidrio,** porque algunas de las células beneficiosas de la leche tienen tendencia a quedarse adheridas en las paredes de ese material.

PREPARACIÓN

• Si el bebé no puede mamar, **la leche ha de empezar a extraerse durante el primer día**, y para que se inicie su producción, el pecho debe vaciarse **al menos seis veces diarias**.

• **El calor facilita la salida de la leche** y siempre ayudará ponerse compresas o bañarse en agua caliente antes de empezar.

• Sea cual sea el método empleado, será mucho más eficaz si la madre se halla **en un ambiente relajado y agradable, y rodeada de objetos que le recuerden a su hijo**.

EXPRESIÓN MANUAL DEL PECHO

• Antes de empezar, **estimular el pezón frotándolo suavemente entre los dedos** para hacer actuar a la hormona que inicia la salida de leche.

• Conviene imitar al bebé, que no logra extraerla estirando ni apretando el pezón, sino presionando la areola. Se debe **coger el borde de la areola entre el pulgar y el índice y apretar un poco hacia atrás al tiempo que se juntan suavemente los dedos**.

• Igual que para exprimir bien una naranja, hay que **ir girando los dedos y apretando distintas zonas**.

• Para sacar una cantidad aceptable de leche, es necesario dedicar a **cada pecho unos diez minutos como mínimo**, aunque con algo de experiencia también se pueden vaciar los dos a la vez. (Hará falta un recipiente bien ancho para recoger la leche que, además, tampoco siempre sale en la misma dirección.)

USO DEL SACALECHES

• Como estos aparatos sólo succionan, conviene **darse antes un masaje en los pechos, desde la base hacia delante**, mejor bajo una ducha o en un baño de agua caliente.

• Hay que **lavarse bien las manos antes de montar el equipo** y no tocar las partes que estarán en contacto con la leche.

• Tras **humedecer con agua tibia el cono y adaptarlo al pecho**, comprimir rítmicamente la pera (o dar al interruptor). La leche puede tardar uno o dos minutos en empezar a salir.

• **Frotarse un poco el pezón libre** hará que salga más leche por el otro.

• En cuanto se haya acabado, **desmontar y lavar enseguida el aparato** siguiendo las instrucciones del fabricante, y las partes que deban hervirse mantenerlas tapadas en la misma cazuela hasta el siguiente uso.

CONSERVACIÓN

• Siempre que se actúe con una limpieza escrupulosa, la leche **puede conservarse durante un día o dos en un frigorífico normal** sin el menor riesgo.

• **Si hay que transportarla, es mejor hacerlo en una nevera portátil** o en una bolsa isotérmica con paquetes de hielo, aunque a temperatura ambiente puede aguantar hasta diez horas.

• **Cuando interese congelarla, se tienen que extremar las medidas de higiene**, guardándola en recipientes estériles de plástico o bolsas especiales herméticamente cerradas, que hoy es posible encontrar en las farmacias.

• Según la temperatura a que se mantenga, **puede conservarse congelada entre dos semanas y tres meses**. En el envase se hará constar siempre la fecha de preparación.

• La leche materna **se cuartea en capas al congelarse**, recuperando su aspecto normal al volver a temperatura ambiente.

PRESENTACIÓN

• **No deben utilizarse hornos microondas para calentar la leche materna**, pues alteran sus células defensivas, **pero tampoco conviene esperar a que se descongele por sí sola**, porque tardaría mucho y podría contaminarse, de forma que **se ha de hacer en un baño María**, con agua hirviendo si la leche estaba congelada. (Aunque sea el padre el encargado de la operación, no es probable que emprenda la búsqueda infructuosa de una vecina que se llame María y esté dispuesta a ceder su cuarto de baño a las doce de la noche, pero quizás agradecerá que se le ahorre una consulta al diccionario. «Baño de María» o «Baño María»: vasija que contiene agua empleada para calentar otro recipiente sumergido en ella.)

• En el hospital, los más débiles y pequeños reciben la leche de sus madres a través de una sonda, a veces mientras al mismo tiempo están mamando y sacando todo lo que pueden del pecho. Cuando pasa el tiempo, a todos **se les puede dar en biberón, pero durante las primeras semanas no conviene emplearlos** para evitar que aprendan a chupar de una tetina de goma y luego no sepan utilizar adecuadamente la natural. **Es mejor que la sorban de una cuchara, o de la punta de una jeringa de plástico, o directamente del borde de un vaso.**

• Cuando una madre ha puesto todo su empeño y un padre ha contribuido con el imprescindible apoyo para que su hijo recibiera leche natural, **casi resulta ocioso insistir en que al alimentarlos también se les puede dar algo más importante que la mejor de las leches.**

¿CUÁNTO PESO HA DE GANAR?

Ahora ya es más habitual que las madres también se preocupen si el niño gana demasiado, pero siempre menos de lo que se alarman en caso contrario, con toda razón... o no. Porque, igual que los mayores, también los bebés tienen su propia constitución, y una cosa es estar delgado por comer poco o por una enfermedad, y otra serlo por naturaleza. Pero en este campo, el instinto tiene una fuerza tremenda, y por más que la madre reconozca que su hijo tiene un aspecto estupendo y que la abuela admita que «en eso ha salido a su madre (o a su padre) que tampoco cogía mucho peso y sólo Dios sabe lo que yo pasé para conseguir que comiera más», casi siempre queda un cierto disgusto, absolutamente comprensible e inofensivo... si no pasa de ahí y el peso no se convierte en una peligrosa obsesión.

◩▶ *¿Cuánto peso ha de ganar?*

Durante los tres o cuatro primeros días, los bebés pueden perder hasta un ocho por ciento de su peso. A partir de entonces empiezan a recuperar, de forma que **a los diez o doce días deben pesar ya lo mismo que al nacer.** Luego, **suelen aumentar unos doscientos gramos por semana durante los tres primeros meses,** y medio kilogramo al mes hasta los seis meses.

◩▶ *¿Cada cuánto hay que pesarle?*

En la maternidad se hace a diario, pero si se le da de alta del hospital demasiado pronto, será necesario comprobar su peso a los tres o cuatro días, adelantando la primera visita al pediatra. Después, habitualmente **sobra con pesarlo una vez por semana durante el primer mes,** cada quince días hasta el tercero, y luego sólo en las revisiones. A partir de los tres meses los bebés no ganan tanto ni con tanta regularidad, y pesarlos más a menudo es la mejor forma de llevarse algún disgusto sin motivo (y de empezar con biberones que no necesitan).

◩▶ *¿Y si no aumenta lo debido?*

Siempre que se haya pesado correctamente, es decir, desnudo o con la misma ropa y en el mismo momento respecto a la toma (antes o después, pero las dos veces igual), **eso sería un signo de alerta,** especialmente si el niño llora mucho o se le ve débil. Pero también puede ser que cuando se le pesó la primera vez llevara mucho rato sin orinar o evacuar, y la segunda haya acabado de hacer una o las dos cosas, lo que supone bastantes gramos de diferencia. Y aunque será mejor advertir al pediatra, **hay que**

tomárselo con calma si por lo demás todo parece ir bien, pues algunos ganan menos, simplemente porque son menudos.

AL PRINCIPIO, LOS BEBÉS DEBEN GANAR 150 GRAMOS POR SEMANA COMO MÍNIMO. PERO MÁS IMPORTANTE QUE EL PESO, ES SU ASPECTO Y SU COMPORTAMIENTO

¿Y si gana doscientos gramos por semana, pero llora mucho y parece quedarse corto?

Puede que llore por otras cosas, pero si el problema se soluciona dándole de mamar más a menudo o aumentando el volumen o número de biberones, será porque lo necesita. **También hay bebés muy comilones** que han de ganar más que otros porque su constitución lo requiere, o porque nacieron pesando menos de lo que debieran y tienen que recuperar para ponerse al día.

Entonces, ¿pesarlo no es la mejor forma de comprobar que está ganando todo lo que debe?

El peso, igual que el resultado de un análisis de sangre, tiene unos márgenes de normalidad relativamente amplios y es un dato que debe ser valorado e interpretado por el pediatra. Y se le ha de avisar si las cifras no parecen muy brillantes, pero **no hay que estar más pendientes de la báscula que del niño** ni alarmarse sin motivo, pues lo importante no es si ha ganado más o menos, sino estar seguros de que se queda satisfecho.

¿Y CÓMO SABRÉ QUE SE QUEDA SATISFECHO?

En realidad, esto es como lo del color del caballo blanco de Santiago: el bebé se queda satisfecho... cuando se queda satisfecho. Pero también es posible dar alguna otra pista...

¿Y cómo sabré que se queda satisfecho?

Si buscan el pecho con avidez, lo chupan con ganas (a veces hasta se les mueven las orejas), se les oye tragar y acaban quedándose traspuestos a la vez que **la madre nota que el pecho se le ha vaciado,** tenemos motivos para pensar que están bien servidos. Porque **si pasan hambre,** no ponen precisamente cara de felicidad al acabar las tomas, y **se suelen mostrar inquietos y queriendo comer continuamente.**

¿Comerá
lo suficiente?
Lo pesaré
por si acaso

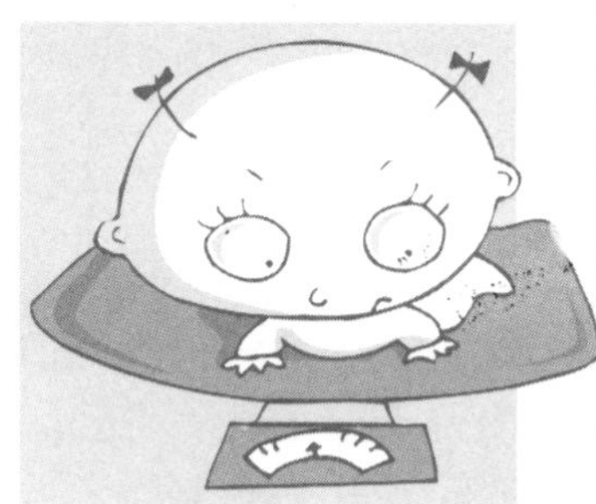

**Me oyes tragar,
te vacío el pecho, no me quedo
llorando ni vuelvo a pedir a la
media hora, estoy tranquilita
y más cachas cada día, hago
mucho pipí, y...
está muy bien que me peses,
pero no te pases**

¿Y no puede ocurrir que se conforme con muy poco?

Es difícil que un niño vigoroso deje de reclamar todo lo que necesita. Pero efectivamente, es posible que esto ocurra, especialmente durante los primeros días. Cuando un bebé parece casi demasiado tranquilo, conviene asegurarse de que no se esté quedando tan débil que apenas tenga fuerzas para quejarse. En este sentido resulta muy útil observar los pañales, pues **si toma poca leche tambien pasará sed, y además de hacer menos cacas, su orina será más escasa y más fuerte de color.** Un número adecuado de micciones y deposiciones durante la primera semana de vida sirve para confirmar que la lactancia se está iniciando bien. **A partir del tercer día deben mojar entre cuatro y seis pañales y ensuciarlos de cuatro a diez veces al día.** Alrededor de los dos meses es normal que el número de heces haya disminuido a una o dos diarias.

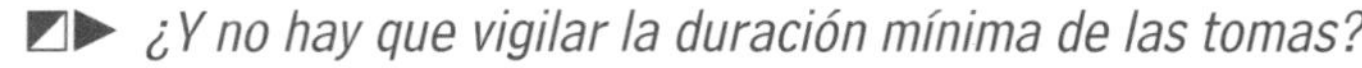

¿Y no hay que vigilar la duración mínima de las tomas?

Es relativamente frecuente que una madre tema estar quedándose sin leche, porque su hijo suelta el pecho más pronto que antes. Pero **tardar poco no significa mamar poco,** pues los bebés se convierten en auténticos expertos en ese arte, y pueden ser capaces de vaciar un pecho abundante en un santiamén. Desde luego, también hay quienes se toman las cosas con mucha calma y necesitan más tiempo para satisfacer su hambre y sus ganas de chupar, que de eso se trata.

¿NECESITA AGUA?

Sí y no, según se mire. Porque sin agua nadie puede vivir, pero por eso mismo la naturaleza ha hecho que la leche materna ya lleve toda el agua que precisan los bebés. Y si se les alimenta con biberones preparados correctamente, sin poner más leche en polvo de la que corresponde, también recibirán con ellos suficiente agua, aunque como ya se ha dicho, hay pediatras que prefieren asegurarse de que les sobre un poco, y recomiendan que durante los dos primeros meses se preparen con una medida por cada treinta y cinco mililitros de agua, en vez de los treinta habituales.

leche
naranjada
Yo estoy convencido de que si a los bebés también nos hiciese falta zumo de naranja, las madres tendrían un pecho con leche y otro con naranjada: seguro

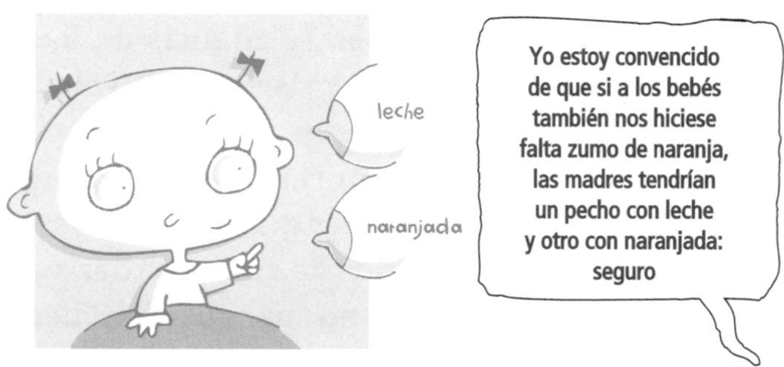

MIENTRAS NO TOMEN PAPILLAS, LA LECHE YA LLEVA TODA EL AGUA QUE NECESITAN NORMALMENTE

Más adelante, es lógico que tras una papilla puedan tener sed, pero mientras estén tomando sólo leche, apagársela con agua es quitarles parte de las ganas de comer, y eso es particularmente perjudicial cuando se está iniciando la lactancia materna.

Por lo demás, tampoco hay inconveniente en ofrecerle al niño unas cucharaditas de agua si un día se le ve inquieto y no se encuentra motivo. Quizás haya sudado o ha querido menos leche porque está sobrado de alimento, y en ambos casos puede necesitarla. Si la toma bien y se tranquiliza, es probable que realmente le hiciera falta, pero si pone cara de asco y la rechaza, no es porque no le guste, pues si tuviera sed de verdad no querría otra cosa.

El agua de consumo público suele ser adecuada para este fin, porque el exceso de sales minerales y substancias que en algunas zonas hace desaconsejable utilizarla para preparar los biberones no es problema cuando la toman sola y en poca cantidad. Sin embargo, aunque el riesgo es muy remoto, siempre es mejor consultar con el pediatra y, en caso de duda, emplear agua envasada, que no hace falta hervir si una vez abierta se conserva en la nevera con el tapón.

CUANDO ESTÁN ENFERMOS SUELE SER NECESARIO DARLES AGUA

Finalmente, si tienen algún problema, el pediatra puede tener distintos motivos para recomendar un aporte de agua extra. En muchas enfermedades se pierde el hambre, pero si el niño toma menos leche también bebe menos, y aunque todos soportamos peor la falta de agua que la de alimento, ellos son especialmente sensibles en este sentido. Por otro lado, la fiebre aumenta las necesidades de agua, y durante los resfriados el agua sirve también para compensar la que pierden al respirar por la boca y para evitar que las mucosidades se espesen. Cuando tienen diarrea, el agua es fundamental para evitar que se deshidraten.

Pero en este caso y siempre que el agua reemplace al pecho o al biberón, los bebés no sólo pierden y necesitan agua, sino también sales minerales, de modo que el pediatra no va a recomendar un agua embotellada de baja mineralización sino que, al contrario, recetará unos sobres con sales y glucosa para añadir al agua o un suero ya preparado para sustituirla.

¿NECESITA VITAMINAS?

No todos los pediatras responden igual a esta pregunta, casi tan frecuente como la relativa al agua, porque tampoco los niños ni sus circunstancias son iguales. Pero tampoco tienen tanto tiempo ni se encuentran con madres tan beligerantes como para entablar la instructiva polémica entre madre y pediatra que ahora sigue.

–¿Necesita vitaminas?

–Sí y no, según se mire.

–Fantástico. Y sobre todo, claro como el agua.

–Eso es. Necesitan las vitaminas como el agua.

–Ya... como el agua... que es imprescindible para la vida, igual que las vitaminas.

–Efectivamente. Y de ahí les viene lo de «vita»-minas.

–Y por eso, la naturaleza ya se ha cuidado de repartirlas en todo lo que comemos, y alimentando a mi hijo como es debido, no necesitará ninguna vitamina extra para crecer sano y fuerte como un roble.

–O como un chopo, porque la herencia influye lo suyo y el padre es más bien delgadito, pero sí, sí: la leche lleva todas las vitaminas que necesita por ahora, y para cuando le hagan falta más, ya le daremos papillas de cereales, frutas, patatas y verdura con pollo. Si poco a poco va comiendo de todo, nunca tendrá problemas de vitaminas.

–¿Y cuándo empezará con las papillas?

–Entre los cuatro y los seis meses.

–¿Y por qué tan tarde? ¿No se les daban antes a los dos o tres meses y no pasaba nada?

–A partir de los seis meses ya no tienen suficiente con la leche, pero antes de los cuatro no conviene darles nada más, porque cualquier otro alimento no les aprovecha y aunque a muchos tampoco les haría daño, a algunos les puede provocar enfermedades más o menos raras y problemas de tipo alérgico.

¿Y no le ha recetado vitaminas ni nada? Pues a ti te daban muchas cuando eras pequeña. Y hierro. Y calcio. Y a los dos meses y medio, ya tomabas papillas. Estos médicos modernos... no sé yo...

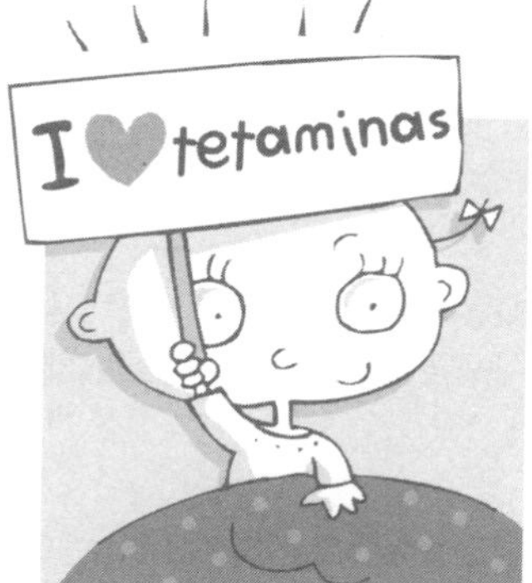

Pues no. Dice que con las de la leche le sobran. Y que más vitaminas de la cuenta son inútiles y hasta peligrosas. Y que antes de los cuatro meses, ni pensar en las papillas

–Pero estos cambios de opinión... ¿No puede ser que dentro de un tiempo vuelva a ponerse de moda darles papillas más pronto?

–No es probable, porque no se trata de una moda. El hecho es que antes no se había estudiado a fondo el asunto, y como a la mayoría de niños tampoco les pasaba aparentemente nada por empezar con papillas antes de los cuatro meses, se mantenía esa costumbre. Además, lo que ahora se aconseja coincide con lo que ha dispuesto la naturaleza, y eso suele ser señal de que vamos por el buen camino.

–Otra vez la sabia naturaleza.

–Pues sí. Los bebés nacen sabiendo buscar y chupar o soltar el pecho, pero antes de los cuatro meses, no son capaces de transportar y tragar adecuadamente la papilla que se les meta en la parte anterior de la boca, ni de cerrarla o echar la cabeza hacia atrás rechazando la comida. Y aunque se les puede forzar, si no están preparados para la cuchara, será que no la necesitan.

AL MENOS HASTA LOS CUATRO MESES,
NO DEBEN TOMAR MÁS QUE LECHE.
CON ELLA RECIBEN TAMBIÉN
TODAS LAS VITAMINAS QUE NECESITAN

–Bueno. ¿Y de minerales cómo andamos? Porque tengo entendido que la leche materna no tiene demasiado hierro, con lo importante que es.

–Pues hay que ponerse al día, porque no es así. Es verdad que durante un tiempo se creyó que llevaba menos del necesario, pero pronto se comprobó que era un hierro de buenísima calidad, y aunque hubiera poco era más que suficiente, tal como era de esperar.

La leche materna lleva muy poco hierro.
¿Y qué os pensabais?
Sí... pero es tan bueno, que aprovecha el doble

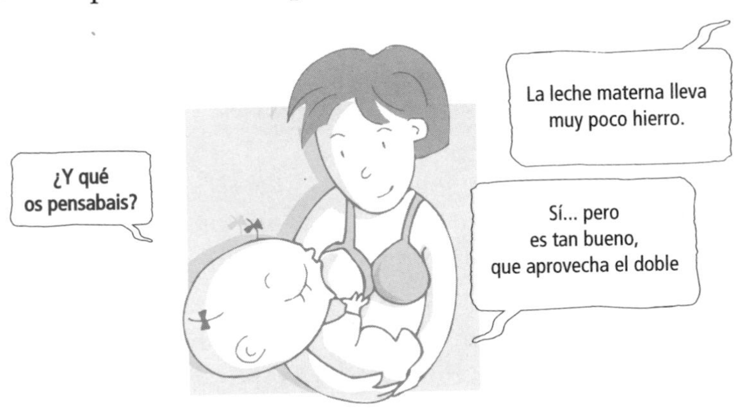

–Porque la naturaleza no es tonta. Muy bien. ¿Y qué pasa con el flúor? ¿No es cierto que la leche materna apenas tiene flúor? ¿Y no se les da desde que nacen para prevenir la caries?

–Se les empezó a dar, pero también aquí se ha hecho marcha atrás y ahora se recomienda hacerlo a partir de los seis meses, aunque sólo cuando el agua de bebida no lleve ya el suficiente y el pediatra lo recomiende, porque el exceso de flúor también causa problemas. Y si la leche nunca lleva casi nada, será por algo.

–Bueno. Pero si luego lo necesitan, es porque la naturaleza se ha olvidado de ponerlo en el agua.

–Tampoco es ella quien pone azúcar en los chupetes, ni la responsable de que tantos niños se pasen el día picando entre horas o tomando chucherías, o a los tres años sigan comiendo todo triturado sin masticar nada y sin empezar a limpiarse bien los dientes. Si todo esto no pasara, no sería preciso protegerlos con flúor.

LA LECHE TAMBIÉN LLEVA TODOS LOS MINERALES NECESARIOS

–Entonces, ¿por qué se recetan gotas con vitaminas y minerales a muchos bebés? ¿Están equivocados sus pediatras? ¿No será que la famosa naturaleza no es tan sabia como se dice?

–Calma, y vayamos por partes. Los niños necesitan bastante vitamina D para que sus huesos se llenen de calcio y se hagan resistentes. Y aunque la leche ya lleva, no siempre sería suficiente si no fuera porque la piel también fabrica esa vitamina cuando nos da el sol. Pero entre que a veces vivimos como los topos y que con tanta contaminación el sol ya no es lo que era, algún bebé puede quedarse a medias y por eso muchos pediatras prefieren que todos tomen un suplemento de vitamina D en gotas. De forma que ¿quién tiene la culpa? Luego, también hay niños prematuros o con problemas que pueden necesitar más vitaminas de todas clases o un poco de hierro extra, pues mi famosa y sabia naturaleza también tiene sus enemigos y no siempre puede con ellos, gracias a lo cual, no todos los médicos están en el paro.

ALGUNOS BEBÉS NECESITAN SUPLEMENTOS DE VITAMINAS Y MINERALES

–Evidente. Pero también se las mandan a niños que toman mucho el sol y que no tienen el menor problema.

–Sí, lo cual es tan razonable como no hacerlo, porque cada maestrillo tiene su librillo, y cada cual sabe dónde le aprieta el zapato o, en este caso, dónde le puede apretar al niño. Por ejemplo, no todas las madres los llevan al pediatra tanto como debieran, y si no se les puede controlar bien, más vale asegurarse. Algunos pediatras prefieren hacerlo siempre, recetando vitaminas a unas dosis que no pueden causarles el menor problema.

–Ahora va a resultar que también las vitaminas son peligrosas.

–Por descontado. Unas más que otras: la misma vitamina D no tiene nada de inofensiva si se abusa de ella. A veces, algunas abuelas abandonan la consulta refunfuñando porque «el pediatra no ha querido mandar al niño calcio ni vitamina D para que se le cierre antes la mollera, con lo grande que la tiene», cuando eso puede ser totalmente normal y hoy día casi nunca es señal de raquitismo. Un tratamiento innecesario con dosis altas de vitamina D no sólo no sirve para acelerar su cierre, ni falta que le hace, sino que es muy peligroso. También el exceso de vitamina A trae consecuencias, y en el mejor de los casos darles más vitaminas de las necesarias viene a ser como poner gasolina a un coche que ya tiene el depósito lleno.

EL EXCESO DE VITAMINAS ES INÚTIL Y PUEDE RESULTAR PERJUDICIAL

–Pero ¿las vitaminas no se usan mucho para que los niños coman más?

–A veces, cuando son mayorcitos..., pero de eso ya hablaremos cuando llegue el momento. Por ahora basta con tener claro que el pediatra de cada niño es quien está en las mejores condiciones para saber lo que más le conviene, pero que con el pecho y un poco de sol, la mayoría de bebés no necesita un suplemento de vitaminas ni de minerales. Y con biberón lo mismo, porque los fabricantes de leche también se cuidan de añadirle todas las que necesitan hasta que empiecen con los zumos y las papillas.

–Sí... pero a lo mejor yo no... ¿Y si mi leche no es buena?

–Pues... la pregunta es tan interesante que merece hacer un punto y aparte.

¿Y SI MI LECHE NO ES BUENA?

–Porque también podría ser que fuese floja y... ¿Y qué debo comer para que lleve todo lo que necesita mi hijo?

–Ésta es una duda que preocupa a bastantes madres, especialmente si el niño mama bien pero no pesa tanto como ellas desearían, aunque el pediatra diga que está ganando todo lo que debe. No es raro que la inquietud aumente si alguien crea una falsa alarma por el aspecto aguado que tiene la leche, ignorando que su composición varía a lo largo de la toma, y que la del principio es naturalmente más clara.

Sin embargo, y a pesar de lo extendida que está la idea contraria, la leche materna siempre es de buena calidad y sólo en casos extremos puede carecer de algunas vitaminas y substancias parecidas a ellas. Será más o menos abundante, pero nunca es floja.

Pues yo lo veo algo flacucha. ¿No será que tu leche lleva poco alimento?
Sí, sí. Parece muy aguada. Tendrías que darle biberón
¡Qué plastas llegan a ser! La leche es buenísima. Y la primera que sale, siempre parece más clara porque lleva menos grasa que la del final. Y no estoy flaca: soy así de fina

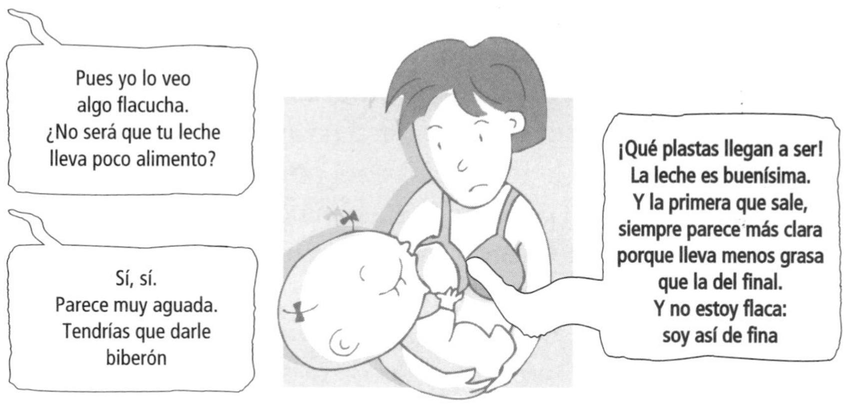

Aunque parezca sorprendente, la alimentación de la madre apenas influye en la composición de su leche. La naturaleza favorece siempre la renovación y, como en los naufragios, salva primero a los niños, y aunque una madre pase hambre, usará el calcio de sus huesos y se consumirá literalmente antes de permitir que a su leche le falte nada que ella todavía tenga. El ejemplo es muy triste, pero basta con fijarse en la televisión para comprobar que los pobres niños del tercer mundo aguantan bastante bien mientras maman, a pesar de que sus madres estén en unas condiciones lamentables.

EL PECHO PODRÁ TENER MÁS O MENOS CANTIDAD DE LECHE, PERO SIEMPRE SERÁ DE BUENA CALIDAD, INMEJORABLE SI LA MADRE SIGUE UNA DIETA NORMAL

Sólo las vitaminas y el tipo de grasa que se consuma se reflejan en la composición de la leche. Por ejemplo, si una madre sigue una dieta vegetariana estricta, es fácil que tanto el niño como ella necesiten vitamina B, pero comiendo normalmente, la leche nunca deja de llevar todo lo que necesita el bebé.

Si la madre debe cuidar su alimentación es sobre todo por su propia salud, aunque haciéndolo también se hallará en las mejores condiciones para poder criar a su hijo con la mejor leche. Es probable que necesite algo de hierro para compensar el que haya perdido en el parto, y muchos ginecólogos prefieren que siga con el mismo suplemento de vitaminas que tomaba durante el embarazo. Desde luego, tendrá que comer bien y beber mucha agua, pero tampoco hay que preocuparse demasiado y si se come por dos, lo más probable es que se acabe pesando por dos. Basta con no pasar sed ni hambre, hacer una dieta variada y seguir las indicaciones del médico.

Otro asunto es lo que pueda sobrarle a la leche, porque si se toma demasiado café y alguna que otra copa, o se utiliza el primer laxante que se tiene a mano, la leche no será mala, pero el niño puede acabar histérico o con diarrea, y nadie ignora que dando de mamar es importante tomar ciertas precauciones absolutamente lógicas y naturales.

–*Naturalmente.*

–Eso es: naturalmente.

LA MADRE DEBE COMER VARIADO
guiándose por su apetito
BEBER ABUNDANTES LÍQUIDOS
de acuerdo con su sed
EVITAR ALCOHOL, CAFÉ Y TABACO
o moderar su consumo
Y NO TOMAR MEDICAMENTOS
sin consultar con el médico

ALIMENTACIÓN Y PRECAUCIONES DE LA MADRE QUE DA DE MAMAR

• La madre que amamanta **necesitará comer un poco más y beber bastante agua, guiándose por su apetito y su sed**. Pero, por lo demás, no es preciso hacer cambios si ya seguía una dieta variada y equilibrada, que debe **incluir diariamente alimentos de los cuatro grupos básicos** (a los que quizá se debiera añadir un quinto integrado exclusivamente por nuestro milagroso aceite de oliva).

- *CARNE, PESCADO, HUEVOS Y LEGUMBRES*
- *LECHE Y DERIVADOS*
- *PAN, CEREALES Y PASTAS*
- *FRUTAS Y VERDURAS*

• Si comiera poco o mal, empezaría a consumirse a sí misma para disponer de los ingredientes que lleva la leche. Pero el más abundante es el agua, y como de eso no tenemos reservas, es necesario beber casi dos litros al día. Aunque tampoco hace falta llevar la cuenta, basta con **satisfacer enseguida la sed que se sienta**.

• De la misma forma que ocurre con el niño, **si la madre hace una orina muy fuerte y oscura, es que está tomando pocos líquidos**.

• Una regla muy sencilla es **hacer una dieta normal, comiendo de todo y sin abusar de nada, pero cuidando de llegar a los tres cuartos de litro de leche diarios**. Un yogur, una porción de queso, y uno o dos vasos de leche, son suficientes para alcanzarlos.

• Desde luego, **no es recomendable «comer por dos», pero lo que tampoco se debe hacer, es intentar adelgazar** durante la lactancia, y menos aún al principio, pues aunque es difícil que eso altere la calidad de la leche, la madre podría sufrir alguna carencia y hasta enfermar, y el hambre provoca siempre malhumor, todo lo cual influye negativamente en la producción de leche.

• Buena parte del peso ganado durante el embarazo es precisamente una reserva destinada a la lactancia, y por eso **la grasa acumulada en caderas y muslos se pierde antes dando de mamar**. En caso de obesidad, **se puede tomar leche semidesnatada y reducir el consumo de azúcar y grasas**, especialmente las de las carnes. El tipo de grasa de la leche depende de las que coma la madre, y las vegetales aportan nutrientes tan esenciales como las vitaminas. Un poco de aceite de oliva no engordará mucho, y puede ser muy beneficioso.

• **Alimentándose correctamente, los suplementos de vitaminas y minerales no suelen ser necesarios**. No obstante, el tocólogo recomendará lo más adecuado en cada caso, y **muchas veces conviene tomar algún preparado de hierro**.

ALIMENTOS PROHIBIDOS: En principio, ninguno

•

Los alimentos que producen flatulencias, como las alubias, los garbanzos y las bebidas con burbujas, **no pueden causar molestias al niño,** pues los gases nunca llegan a la leche. En cambio, es cierto que **los espárragos, el apio, las alcachofas, las coles, las cebollas, los ajos, y bastantes especias, dan su sabor a la leche,** pero siempre que no se abuse, **a muchos bebés no parece importarles demasiado,** y por otro lado, cuando tienen hambre se comerían hasta las piedras. Sin embargo, recientemente se discute si lo que toma la madre, y especialmente la leche de vaca, podría causar alergia a algunos niños. Y aunque el asunto no está todavía demasiado claro, **cuando se comprueba reiteradamente que un niño vomita o está más inquieto los días que su madre ha comido un determinado alimento, es razonable probar a suprimirlo de la dieta** si el pediatra no encuentra otra justificación para esos síntomas.

TABACO: Por la leche, no sería problema

La nicotina pasa a la leche materna y disminuye su producción, pero consumiendo menos de un paquete y medio de tabaco diario, esos efectos son poco apreciables y prácticamente nulos si sólo se fuma algún cigarrillo después de las tomas. En cualquier caso, **fumar nunca es razón para no dar de mamar.** Y más que la nicotina que pueda llevar la leche, **lo que realmente puede dañar al bebé, es el humo que respire y lo que haya fumado su madre durante el embarazo.**

CAFÉ, TÉ Y COLAS: Moderación

Si se abusa de café (o de los refrescos de cola con cafeína), es posible que al niño se le pongan los ojos como platos, y lo mismo ocurrirá con el té, que lleva «teína», en todo idéntica a la cafeína salvo en el nombre. Pero **el consumo moderado de café o té no suele causar problemas,** aunque conviene repartirlo: mejor dos tazas ligeras al día, que una sola muy cargada.

ALCOHOL: Poco o, mejor, nada

No sólo es falso que beber cerveza aumente la producción de leche sino que el exceso de alcohol hace lo contrario. Sin embargo, lo realmente importante es que puede intoxicar muy gravemente al bebé, y durante la lactancia **hay que evitar el consumo de bebidas alcohólicas,** aunque puede permitirse una cerveza o un vasito de vino al día, porque en pequeñas cantidades, el alcohol no pasa a la leche.

ENFERMEDADES: Consultar con el médico

En algunas se desaconseja la lactancia materna, por el riesgo de contagio de una infección grave, o porque los medicamentos que la madre debe tomar perjudicarían al niño, o porque necesita reposo absoluto. Pero **en los resfriados y gripes se puede seguir dando el pecho,** pues no son tan peligrosos, ni suele necesitarse más que algún antitérmico totalmente inofensivo para el bebé. Y el contagio se evita cuidando de no respirar encima del niño o poniéndose una mascarilla y, sobre todo, lavándose muy bien las manos antes de tocarle.

MEDICAMENTOS: Mucho cuidado

Unos pocos están totalmente prohibidos, otros son más o menos peligrosos para el niño, y algunos pueden disminuir la producción de leche, pero también **los hay inofensivos, como el paraceta-**

mol, que es el analgésico más corriente. Deben evitarse grandes dosis de aspirina, pero tomar esporádicamente alguna tampoco causa problemas. En cualquier otro caso, y salvo que el prospecto indique muy claramente que no hay ningún tipo de riesgo, siempre **se debe consultar con el pediatra antes de tomar un medicamento.**

PRODUCTOS DE «MEDICINAS ALTERNATIVAS»: Nada sin prospecto

Aunque la tila, la manzanilla y las infusiones más corrientes no ocasionarán daño alguno, **lo natural no siempre es inofensivo, y tomar productos de composición desconocida durante la lactancia materna supone también un riesgo para el bebé.** De hecho, está prohibido recetar bolitas y medicamentos «hechos por uno mismo» y quizá debiera hacerse lo mismo con cualquier producto de eficacia no comprobada.

MENSTRUACIÓN: No pasa nada

Contra lo que a veces se oye, lo único que puede agriarse por culpa de la regla, es el humor de la madre, y el niño lo puede acusar. Es muy dudoso que tenga cualquier otra relación con la inquietud que algunos niños mayorcitos muestran a veces al mamar durante esos días, pero es seguro que **la leche sigue siendo tan buena como siempre.**

RIESGO DE EMBARAZO: Mejor no fiarse

La regla suele volver más tarde dando el pecho, y mientras el bebé mame muy a menudo, es rarísimo quedar otra vez en estado. No obstante, a veces se producen ovulaciones antes de que reaparezca la menstruación, de manera que **a las cuatro o cinco semanas después del parto ya es posible un nuevo embarazo. Pero es preferible no utilizar píldoras anticonceptivas,** pues algunas podrían afectar al bebé y todas disminuyen la producción de leche y alteran algo su composición. Aunque sus efectos parecen ser mínimos, en principio es mejor recurrir a otros métodos si todavía no se desea volver a aumentar la familia.

LOS PRINCIPALES ENEMIGOS DE LA LACTANCIA MATERNA

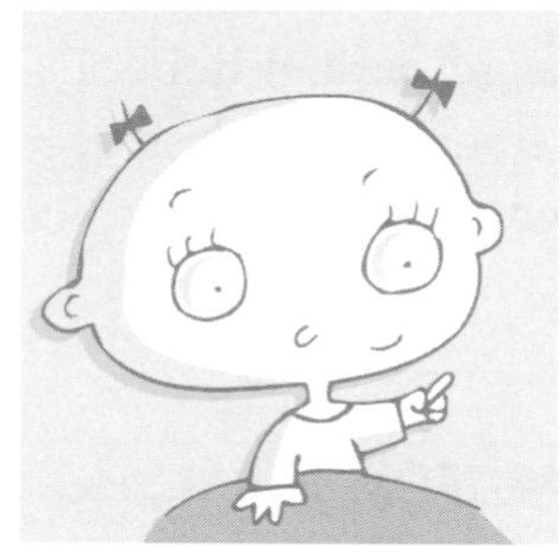

Ahora vamos a hacer un repaso, porque es posible que ya estés acabando un poco harta del tema, pero peor sería que algún enemigo del pecho nos fastidiara la fiesta por no estar prevenidos.

Ya habrás visto que muchos están relacionados con eso de la «psicosomática», y yo no me voy a poner a explicar ahora que la corteza cerebral está conectada con la hipófisis a través del hipotálamo y que por eso las emociones influyen en la producción de prolactina y en la fabricación de leche, porque es archisabido que si alguien tiene miedo se puede hacer caca encima, y que un susto puede adelantar la regla y, claro, si una madre se lo está pasando mal, tampoco es raro que se le retire la leche.

EL MALESTAR DE LA MADRE PUEDE FRENAR LA PRODUCCIÓN DE LECHE

De ahí que el primer enemigo sea el miedo, la ansiedad, la angustia, y todo eso. Y de entrada, el miedo a no poder: si piensas que no vas a ser capaz de criar al pecho a tu hijo y encima te han hecho creer que los biberones son una porquería, es posible que acabes no pudiendo de veras, debido a los nervios que a cualquiera le entrarían ante tanta responsabilidad. Desde luego, estar algo insegura es de lo más normal y no es problema. Lo malo es cuando empieza a meterse la gente, poniéndote a mil con el rollo ese de que dar de mamar es muy difícil o con otras bobadas.

EL GRAN ENEMIGO DE LA LACTANCIA MATERNA ES PRECISAMENTE EL TEMOR AL «FRACASO»

Luego está el miedo a que tu hijo no gane peso, porque si tanto lo vigilas, es fácil que te dé un soponcio al ver que no ha aumentado nada de un día para otro, y se te corte la leche del disgusto, sólo por no contar con que acaba de hacer pipí y caca, y eso pesa lo suyo. Pero la «psicosomática» no es nada comparada con la «numerosomática» y la «suegraovecinasomática», especialmente temibles en madres novatas, que por unos gramillos de nada se dejan convencer y empiezan con biberones, es decir, con una ayuda... para quedarse sin leche. De manera que nada de alquilar una balanza, que con pesarle una vez a la semana en la farmacia, es más que suficiente. Y abajo los números y los relojes, porque eso de querer hacerle aguantar tres horas por real decreto también es estupendo para estropearlo todo. Si un día parece que no se queda satisfecho y pide más a menudo, no has de angustiarte y pensar que necesita biberón: eres tú la que necesitas ayuda para poder darle de mamar más seguido y que así te suba más leche, pero si le enchufas un biberón, en vez de subir te va a bajar, y ya la hemos pifiado.

El segundo enemigo es el cansancio y las preocupaciones, y por eso algunas madres no pueden seguir dando el pecho al volver a trabajar fuera de casa, porque destrozadas y con la cabeza llena de cosas, no es fácil dar de mamar.

LA FATIGA Y LAS PREOCUPACIONES TAMBIÉN DIFICULTAN LA PRODUCCIÓN DE LECHE

En eso, las señoras os lo montabais mejor antes, que después de recogernos en el aeroparto, cuarenta días en la cama, como reinas. Porque dar el pecho es un trabajo, y echarte una siesta con tu hijo siempre que te apetezca es bastante más justo y necesario que ponerse a limpiar el polvo. Pero si un día estás agotada por lo que sea y te parece que se ha quedado con hambre, no pasa nada. Descansa un buen rato, bébete un par de vasos de agua, y verás como vuelves a tener leche para dar y vender. (Papá, ésta es tu parte. Fregar y hacer la compra es muy fácil. Y tú puedes pasar con sopicaldo y bocatas, pero a tu mujer y a tu hijo les han recetado reposo y buenos alimentos, o sea que toma nota.)

Y el tercero, el dolor. Y no hablo de los entuertos ni del daño que al agarrarse te pueda hacer al principio, que eso es natural y pasa pronto, sino de otra cosa. Aunque debes dejarle apurar bien el pecho, con diez o quince minutos en cada lado tiene de sobras para no dejar ni gota y hartarse de chupar y de gozar. Pero si se pasa, seguramente es que lo está utilizando de chupete o, peor aún, se eterniza porque está mal cogido, intentando sacar leche masticando el pezón. Y en ambos casos, verás las estrellas, lo cual, en su nombre te lo digo, le sentará muy mal.

EL PEZÓN SE LESIONARÁ SI EL NIÑO LO MUERDE O LAS TOMAS DURAN DEMASIADO, Y EL DOLOR ES CAPAZ DE PROVOCAR QUE SE RETIRE LA LECHE

Pero aún le va a sentar peor si casi ni puedes darle de mamar por culpa de lo que te duele, y encima empieza a encontrar cada vez menos leche, porque la «psicosomática» hace que no te suba para evitarte el dolor. De forma que no olvides lo de meterle el pecho bien hondo, y procura no tenerlo demasiado rato durante los primeros días, que entonces tenemos bastante con menos de diez minutos de cada uno y vuestros pobres pezones aún no se han acostumbrado a lo fuerte que chupan. Más adelante podrás hasta dejarle jugar un ratito chupando por placer, pero apártale siempre que notes que te hace daño. Y cuídatelos bien, por favor.

PROBLEMAS DE LOS PECHOS: LOS HAY...

- Pequeños

  No es todo oro lo que reluce ni harina lo que blanquea, y **el tamaño de los senos tampoco tiene mucho que ver con la cantidad de leche que pueden contener**, casi siempre suficiente por pequeños que parezcan. Sólo una de cada mil mujeres tiene realmente poco desarrolladas las glándulas mamarias. Y desde luego, las mujeres delgadas pueden tener tanta leche con las que no lo son.

- Grandes

  La única precaución que debe tomarse consiste en **apartarlos y sostenerlos para que el bebé pueda** alcanzar a coger un buen bocado sin que ello le impida **respirar por la nariz**.

- Congestionados

Al segundo o tercer día, **cuando se produce la subida de la leche**, es normal que los pechos se congestionen y molesten algo, y aunque quizá sean necesarios los analgésicos, **suele ser suficiente con aplicar durante un cuarto de hora compresas frías** (o una bolsa de verduras congeladas), pero nunca inmediatamente antes de dar de mamar, sino **entre toma y toma**.

Si están tan tensos que el bebé no logra cogerse bien, bastará con sacarse previamente un poco de leche, que siempre saldrá con más facilidad tras calentarlos con compresas o dándose una ducha o un baño.

El dolor es menor cuanto más frecuentes sean las tomas, y no hay inconveniente en **despertar al niño y darle de mamar para aliviarse**. El bebé es el mejor sacaleches del mundo, y la adaptación debe ser mutua: también él ha de acomodarse a las necesidades de su madre.

Cuando las molestias persisten **después de las tomas, se pueden acabar de vaciar las mamas** exprimiéndolas a mano.

- Blandos

Desde luego, sería mala señal tenerlos siempre así, pero igual que ocurre con los globos, cuando se han ido llenando durante varios días con el mismo volumen de leche, **al dar de sí es normal notarlos menos tensos**: ya volverán a ponerse duros cada vez que aumente la producción de leche en respuesta a la demanda más frecuente del bebé.

La falta de tensión al final de las tomas no significa que ya estén totalmente vacíos, y no es motivo para apartar al niño.

- Planos

Aunque los pezones sean casi planos e incluso cuando están invertidos y totalmente ocultos, la mayoría de bebés aprenden a cogerlos siempre que se les permita mamar poco después de nacer, y una persona experta ayude a la madre durante los primeros días. Pero en principio **no deben usarse pezoneras**, pues al impedir el estímulo directo de la boca del niño se produce bastante menos leche, y así tampoco se logra que el pezón salga con el tiempo.

Quizá sea necesario vaciar algo el pecho antes de las tomas para lograr que la areola y el pezón sobresalgan más, pero luego **asomarán a medida que el bebé vaya chupándolos, a lo que la madre puede contribuir con suaves estiramientos y masajes**, es decir, haciendo de cuando en cuando lo mismo que él. En cambio, **más vale no intentarlo durante el embarazo**, ya que entonces sólo se consigue dañarlos.

Si el problema afecta a un solo lado, el bebé o la madre deben seguir vaciándolo para que no deje de trabajar, pero en cualquier caso, **es posible criar a un niño con un solo pecho**.

- Operados

Se puede dar de mamar aunque se haya practicado cirugía estética y se lleve una prótesis artificial, pero si la operación fue para reducirlos de tamaño, es más fácil que se hayan lesionado.

- Oprimidos

El sujetador, además de abrirse por delante, **debe adaptarse bien y ser cómodo**, sin oprimir los senos en ningún caso, y menos aún si duelen.

- Abultados

Un sostén demasiado apretado y sobre todo **el vaciado insuficiente del pecho, es capaz de causar la aparición de unos bultos** llamados galactoceles (quistes de leche), que aparte de ser dolorosos, se pueden infectar. Para eliminarlos, además de prescindir de ese sujetador, habrá que **dar de mamar más frecuentemente al niño, empezando por el lado afectado, y hacer masajes sobre la zona abultada** mientras se toma un baño o una ducha de agua caliente.

- Infectados

El dolor y el enrojecimiento de una zona del pecho, especialmente si se acompaña de fiebre o malestar general, puede indicar una infección («mastitis»), más frecuente a las dos o tres semanas del parto, y **que debe tratarse enseguida** con antibióticos, compresas calientes y analgésicos. Pero no sólo se puede seguir alimentando igual al bebé, sino que **conviene seguir dando de mamar** para curarla, **salvo cuando el médico indique lo contrario** porque los microbios estén pasando a la leche. E incluso en ese caso, debe vaciarse regularmente el pecho infectado, y así será posible volverle a dar de los dos en cuanto se haya resuelto el problema.

Si el bebé tiene hongos en la boca («muguet»), **los pezones de la madre** también estarán contaminados o infectados y **necesitarán tratamiento** aunque tengan un aspecto normal.

- Agrietados

Aunque sean de fácil prevención, las dolorosas grietas **son una causa muy frecuente de abandono de la lactancia materna**. Pero **el uso de pomadas «anti-grietas» puede ser contraproducente**, pues mantienen una humedad perjudicial, y **tampoco se debe emplear alcohol ni jabones irritantes**. En cambio, **es bueno fregar el pezón con un poco de la propia leche materna al acabar las tomas**, dejándolo secar luego al aire o mejor aún al sol (otro detalle de la naturaleza).

¿CÓMO EVITAR LAS GRIETAS EN LOS PEZONES?

- **Vigilar que el bebé se coja correctamente,** bien centrado y cubriendo al máximo la areola.
- **Ofrecerle los dos pechos y evitar tomas demasiado largas,** especialmente durante los primeros días.
- **No apartarlo nunca estirando,** sino introduciendo un dedo entre el pezón y su boca.
- **Lavarlos antes y después de cada toma,** con una gasa empapada en agua hervida.
- **Evitar alcohol y jabones,** o usar los de glicerina sin perfumes, aclarando con abundante agua.
- **Secarlos bien** con una gasa o dejándolos al aire, o incluso con el aire frío de un secador.
- **Mantenerlos cubiertos por una gasa,** cambiándola si se ha humedecido. No usar plásticos.
- **No ponerse pomadas,** pues cualquier humedad facilita mucho la formación de grietas.

¿Y SI YA HAN APARECIDO?

- **Revisar y seguir con todas las medidas de prevención,** ya que, seguramente, se ha olvidado algo.
- **Procurar darle de mamar más a menudo,** para que se quede satisfecho con tomas más cortas.
- **Iniciar el flujo de leche tocándose el pezón,** evitando así las succiones secas e irritantes.
- **Ofrecer el pecho agrietado en segundo lugar,** cuando el niño ya chupa con menos avidez.
- **Variar la posición** en la que se le da de mamar, para que roce menos la zona dolorosa.
- **Frotar el pezón con una gota de leche al acabar las tomas** y dejarlo secar al aire o al sol.
- **No confiar en ninguna pomada como principal remedio,** ni usarlas sin indicación médica.
- **Protegerse con una pezonera si el dolor es insufrible,** pero sólo como último recurso.
- **Mantenerlos cubiertos por una gasa,** cambiándola si se ha humedecido. No usar plásticos.
- **No ponerse pomadas,** pues cualquier humedad facilita mucho la formación de grietas.

LOS TÍPICOS GASES (Y EL HIPO)

Este tema podría haberse incluido en el capítulo de problemas, pero está tan relacionado con la alimentación que resulta casi mejor tratarlo aquí. Y además tampoco es realmente un gran problema y es habitual darles más importancia de la que tienen.

No obstante, también es cierto que a veces causan ciertas molestias, porque todos sabemos lo que nos pasa después de una fabada, y aunque la leche no sea como las alubias y no provoque gases, los bebés siempre tragan algo de aire al mamar. Se trata pues de procurar que traguen lo menos posible y de ayudarles a eliminarlo bien.

I. INTENTAR QUE TRAGUEN POCO AIRE

- No taparles totalmente la nariz con el pecho

  Si el bebé la tiene totalmente hundida en el pecho y se ve obligado a respirar por la boca a la vez que chupa, mucho aire equivocará el camino e irá a parar a su estómago. Y aunque es verdad que pueden respirar por los lados de la nariz, a veces es necesario levantarlo y sostenerlo un poco para evitar que se la tape del todo.

  Conviene insistir en que los dedos nunca deben impedir que el niño cubra la mayor parte posible de la areola, porque si sólo chupa del pezón no logrará exprimir el pecho, y se quedará con menos leche y más aire de lo que desearía.

- Usar suero fisiológico para mantener la nariz despejada

  Lo mismo ocurre cuando la tienen llena de mocos, y siempre que les haga ruido y parezca que no respiran libremente por ella, es conveniente suspender un momento la toma y destaparles la nariz con suero fisiológico, tal como se explicará al habar de los resfriados.

- No hacerles esperar cuando piden

Evidentemente, hay razones bastante más importantes para no actuar así, pero si los bebés siempre pueden tragar aire al llorar, aún lo hacen más cuando lloran porque están pasando hambre, y a falta de leche intentan (y consiguen) «comérselo», con lo que acaban desesperados por doble motivo. Y encima, luego tomarán su ración de leche con tanta avidez que engullirán todavía más aire.

II. SI TOMAN BIBERÓN, ADEMÁS...

- Evitar que haya aire en la tetina

Para ello, hay que cuidar de poner siempre bien inclinado el biberón, de forma que en el orificio de salida de la tetina sólo haya leche.

- Procurar que la leche gotee adecuadamente

Es decir, seguido pero no a chorro. Porque si el agujero es demasiado pequeño, chupan más aire que otra cosa, pero si es enorme y se atragantan o se lo toman muy rápidamente, también pueden acabar con demasiados gases.

- Y vigilar el efecto de los mecanismos «anti-gases»

Las válvulas y mecanismos que llevan muchos biberones para evitar que los bebés tengan gases pueden ser útiles, pero a veces se oponen a sus esfuerzos por sacar la leche y eso siempre les lleva a tragar aire. Si parece que ése es el caso, más vale retirar el invento.

III. AYUDARLES A ELIMINAR EL AIRE

Poco hay que decir de esto que no sepan ya todas las madres. Después de cada toma, se les pone en posición vertical para que los gases queden arriba, y teniendo la barriga apoyada contra el hombro que, así presiona su estómago, se les dan las clásicas palmaditas en la espalda para hacer salir el aire que a pesar de todo haya entrado. (Lo que quede, ya se irá por otro sitio haciendo un ruido algo distinto.)

IV. TENIENDO EN CUENTA QUE...

- Algunos han de eructar varias veces

  Muchos necesitan eructar también entre pecho y pecho para dejar sitio a toda la leche que quieren, y algunos han de desahogarse varias veces en cada toma.

- Otros apenas tienen nada que sacar

  También los hay que casi no tragan ni una pizca de aire, y al ir haciéndose mayores, todos aprenden a enviar la leche y el aire a sus destinos naturales, y es inútil pasarse tres horas esperando a que salga lo que no ha entrado.

- Aunque no hayan eructado, no se les debe acostar boca abajo

  A los bebés que tienen tendencia a devolver un poco de leche junto con el aire se les puede acostar de lado hasta que lo hagan, pero boca abajo podrían atragantarse igual, y es mayor el riesgo de que sufran una «muerte súbita».

- El hipo no suele molestarles

  El hipo es un reflejo que normalmente es desencadenado por la presión que hace sobre el diafragma un estómago demasiado lleno de aire. Es lógico entonces que sea tan frecuente en los bebés, pero a diferencia de lo que nos ocurre a nosotros, a ellos no les suele molestar ni sienten nunca el menor temor al ridículo por tenerlo. Si les impidiera dormir, conviene procurar que eliminen los gases cambiándolos de postura o tratando de que eructen, y hacerles beber un poco de agua con una cucharita también puede servir para que cese. Pero por un poco de hipo, no vale la pena darles medicamentos ni hierbas para deshacer los gases; aunque si a alguien le pone nervioso oírles, quiza le pueda venir bien una taza de tila.

- Hay medicamentos contra los gases

Aunque se tiende a atribuirles más males de los que realmente ocasionan, hay niños que tienen dificultades para alimentarse y que lloran o no descansan bien por culpa de los gases. Cuando no se logra que traguen menos aire y lo expulsen mejor, se pueden utilizar productos totalmente inofensivos que deshacen las burbujas de gas y facilitan su eliminación. Y si los gases eran la verdadera causa de sus problemas, pronto vuelven a comer y a dormir bien.

COMER Y DORMIR

Muchísimas madres se llevan una agradable sorpresa cuando comprueban lo fácil que resulta cuidar de su hijo recién nacido, pues «no hace más que comer y dormir». Desde luego, también los hay que muy pronto pasan ya bastantes ratos despiertos y que dan un poco más de trabajo, pero en todos los casos, es precisamente la relación entre sueño y alimentación, la que motiva algunos problemas y preguntas.

¿Hay que despertarlo para darle de comer?

En principio no, pero toda norma tiene sus excepciones. Hay recién nacidos somnolientos o con poca fuerza para pedir su alimento, y si se les dejara a su aire, cada vez estarían más flojos y con menos energía para llorar, de modo que al principio conviene tratar de despertarlos para que coman al menos ocho veces al día, especialmente si han sido algo prematuros. Cuando recuperen el peso que tenían al nacer ya podemos fiarnos de su instinto, pero recordando que se les debe dar de comer en cuanto empiezan a moverse y a buscar con los labios, sin esperar a que el hambre les haga llorar. Por otro lado, también se les puede despertar y adelantar un poco la toma **si la madre ha de salir o tiene el pecho tan lleno que le molesta.** Finalmente, no conviene que durante el día pasen más de cuatro horas durmiendo para evitar que «cambien el sueño», e incluso puede ser útil despertar antes a los **niños que se están acostumbrando a comer más de noche que de día.**

¿Qué hago si se me queda dormido nada más empezar?
Tratar de animarle con unos masajes, pero durante los dos primeros días es bastante normal que apenas coman, y luego **también es posible confundirse** creyendo que tienen hambre cuando, por ejemplo, sólo quieren un poco de calor humano.

¿Y si siempre se duerme a mitad de las tomas?
Muchas veces basta con **espabilarlo bien antes de empezar,** pero aun así algún perezosillo se queda frito de gusto antes de haber comido todo lo que necesitaba, y al poco rato se pone a llorar reclamando el resto. En ese caso, hay que **procurar despertarlo,** haciéndole caricias, soplándole en la cara o incluso dándole un pellizquito en el talón (un pellizco de madre, no de monja, claro). **Pero si no hay forma de conseguirlo, seguramente es que por esa vez ya le basta.**

¿Hasta cuándo tendrá que comer por las noches?
Al principio debe alimentarse día y noche cada dos o tres horas porque sus reservas son muy escasas, y si toma pecho, ésa es además la forma de conseguir que suba bien la leche. **Luego sólo hay que darle cuando pida,** sin necesidad de despertarlo, **pero especialmente con lactancia materna la mayoría de bebés**

sigue exigiendo su ración nocturna durante bastantes semanas, y no se debe pretender que dejen de hacerlo. A fin de cuentas, hasta que nacen reciben continuamente su alimento, y por el momento no es justo pedirles más.

¿No acabaré agotada si el niño me despierta tanto?
Ése es un temor muy habitual, pero **dar de mamar ayuda a dormir, pues las hormonas que se producen cuando el bebé chupa,** además de estimular el pecho, **también dan sueño a la madre. Lo que hace falta es no verse obligada a reprimir ese deseo,** y puesto que de noche habrá que despertarse, obtener ayuda para poder descansar durante el día y echarse buenas siestas con el niño siempre que apetezca.

Pero ¿no aguantaría más dándole un poco de biberón después de la última toma?
Es sólo posible, pero no seguro. Y en cambio, **además de poner en peligro la lactancia natural** y perder parte de sus ventajas, **de momento será la madre quien deberá aguantar el dolor al levantarse por las mañanas con los pechos hinchados, y quizá tampoco podrá dormir tan bien como antes** aunque el bebé ya no interrumpa su sueño... si es que no sigue haciéndolo y ahora es preciso levantarse cada madrugada para prepararle un biberón porque ha disminuido la producción de leche.

Si toma biberón, ¿se le pueden añadir cereales para que duerma más?
Seguramente no le harían daño, pero **antes de los cuatro meses los bebés sólo están preparados para asimilar bien la leche.** Y sobre todo, eso tampoco suele solucionar nada, pues aunque por el aspecto parezca que les ha de llenar mucho, la leche tiene realmente bastantes más calorías que los cereales, y **es más efectivo dejarles tomar un biberón tan grande como quieran.**

¿Qué hacer si pide más de noche que de día?

Suele ser útil **despertarlo y procurar que tome durante el día tan a menudo como ha pedido la noche anterior.** Es decir, empezar por intentar que coman con la misma frecuencia de día que de noche. Enseguida irán aguantando más por las noches.

¿Cuánto tiempo puede pasarse sin comer?

Al principio poco, pero **a los tres meses algunos duermen diez y hasta doce horas seguidas** sin que ese ayuno les suponga el menor riesgo; **aunque la mayoría sólo es capaz de aguantar entre seis y ocho horas.**

¿Cuánto suelen dormir en total al cabo del día?

Es enormemente variable, pudiendo oscilar entre trece y veinte horas. **El promedio durante el primer trimestre es de quince a dieciocho horas diarias.** Mientras que al nacer apenas se despiertan más que para comer, lo más habitual es que a los dos o tres meses duerman de diez a doce horas por la noche (con una o dos breves interrupciones para comer) y que hagan dos o tres largas siestas durante el día.

¿Dormir demasiado puede ser mala señal?

Efectivamente, algunas enfermedades pueden manifestarse por la excesiva somnolencia del niño, pero **si cuando se despierta está activo y despejado y se le ve progresar normalmente,** dormir mucho **no es un signo alarmante sino una bendición.**

¿Es bueno que duerma en la cama con nosotros?

Además de ser muy agradable, el contacto físico y los sentimientos que produce en la madre notar entre sueños la presencia de su hijo, favorecen la lactancia materna y el establecimiento de poderosos lazos afectivos y, por tanto, **es muy recomendable que la madre descanse con el niño todo lo que quiera.** Otra cosa es **pasar la noche en la misma cama que los**

padres, y aunque recientemente se oyen algunas opiniones a favor de tal práctica, la mayoría de pediatras creen que **como norma general no es aconsejable.** No sólo por el riesgo de aplastamiento, tan infrecuente como temible, sino por algo menos grave pero mucho más probable, que queda expresado y simbolizado por la misma imagen del bebé durmiendo en el centro de la cama, interpuesto entre la pareja, pues quizá no sea ése su lugar ni su papel.

¿Cuándo conviene pasarle a su habitación?

Mientras piden de noche resulta más cómodo tenerlos junto a la cama, pero **a partir del momento en el que se saltan la toma nocturna** debieran empezar a dormir en su propio cuarto. **Y de día,** es mejor que lo hagan **nada más llegar a casa.**

¿Y si llora de noche y no le oímos?

Aunque los equipos para oír a distancia los ruidos del cuarto del bebé se están haciendo muy populares, de noche pueden molestar y crear falsas alarmas, mientras que, si se acuestan sabiendo que deben estar atentos, **los padres suelen oír el llanto de sus hijos aunque estén profundamente dormidos** y otros ruidos no les despierten. De todas formas, muchos se sienten más tranquilos (y duermen mejor) gracias a ese invento.

¿Se debe ya hacer algo para que aprenda a dormir bien?

Desde el nacimiento, hay que **enseñarles a distinguir el día de la noche, y es bueno que durante el día oigan los ruidos normales de la casa y que en su habitación entre siempre algo de luz,** mientras que de noche se debe hablar bajo y poner una iluminación tenue cuando sea precisa. También conviene **procurar que no se quede dormido tomando el pecho o el biberón,** a fin de que no se acostumbre a necesitar comer para poder coger el sueño, de modo que es mejor aprovechar para cambiarle los pañales después de las tomas o hacerle cuatro carantoñas antes de volverle a su cuna. Por el mismo motivo, **no hay que darles de comer cada vez que se despierten sólo para que vuelvan a dormirse:** si se conforma con cuatro gotas, no es leche lo que necesitaba, sino el chupete, un cambio de postura o de pañal, un beso... o un poco de paciencia.

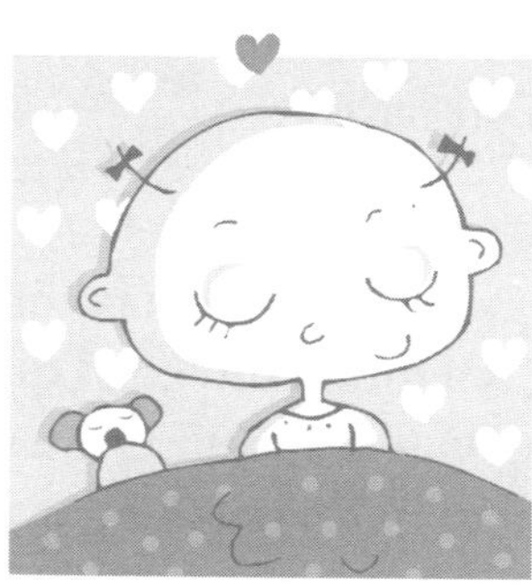

LA LACTANCIA MATERNA ES COSA DE TODOS

Cuatro de cada cinco madres empiezan dando el pecho a sus hijos, pero a los tres meses, sólo una cuarta parte sigue haciéndolo. Aunque las cifras varían según las poblaciones a que se refieran, hay algo que no cambia: actualmente, casi todas las madres desean dar de mamar, pero la mayoría abandona pronto. **Sin embargo, la lactancia materna no es difícil: se hace difícil entre todos,** y es cosa de todos conseguir que la situación mejore.

ALGUNOS HECHOS Y ACTITUDES QUE DIFICULTAN LA LACTANCIA MATERNA

- Limitaciones de los pediatras

  No todos los profesionales encuentran siempre el tiempo y ánimo necesarios para escuchar y orientar a las madres, especialmente cuando las cosas no van sobre ruedas. Las condiciones en las que demasiados se ven obligados a trabajar tienen mucho que ver con ello.

- Escasa información antes del parto

La decisión de criar o no al pecho se suele tomar durante el embarazo, pero las madres están entonces más preocupadas por que el bebé llegue bien, y pocas veces piden información sobre la lactancia. Actualmente son ya muchos los pediatras que colaboran con comadronas y tocólogos hablando de este asunto en los cursillos de preparación al parto.

- Normas hospitalarias perjudiciales

No permitir una primera toma nada más nacer, separar rutinariamente al niño de su madre, darle suero o biberón por no molestarla, permitir que la aconseje personal no especializado, y obsequiarla con un botellín de suero glucosado por si el niño pide antes de hora o para que aguante más de noche: Aunque se va mejorando mucho, la demanda de los clientes aceleraría la erradicación de costumbres tan arraigadas y nocivas como ésas.

- Alta antes del tercer día

Una dudosa interpretación de lo que realmente significa economizar está llevando a acortar la estancia en las maternidades, con lo que, entre otras cosas, no es posible supervisar la lactancia en unos días críticos. Y como tampoco se suele disponer de una asistencia posparto a domicilio, algunos bebés se quedan sin mamar por culpa de esa política. Aun prescindiendo de los beneficios económicos que también supone la lactancia materna, la leche artificial acaba resultando bastante más cara que unos días en el hospital.

- Trabajo de la madre

La ausencia de auténticas facilidades para poder trabajar fuera de casa sin tener que abandonar la lactancia materna sólo afectará de momento a las madres que no pueden o no quieren estar tres o cuatro meses de baja; pero hoy se recomienda dar exclusivamente el pecho durante cinco o seis meses, y casi nadie dispone de permisos tan prolongados. En compensación, las actuales generaciones tienen muy claro que las faenas domésticas no son un atributo exclusivamente femenino.

- Prejuicios sociales

  El pudor es un sentimiento muy personal, pero influido por las costumbres. Y sacar el pecho en un restaurante, puede resultar incómodo para la misma madre que no tendría el menor reparo a exhibirlo en la playa, seguramente porque ahí ya no es una novedad. Lo mismo podría decirse del espectador, quizá molesto por entrever mientras come lo que no le ofende cuando está tomando el sol: todo muy comprensible, pero lo primero es lo primero, y siempre se puede actuar discretamente.

Las asociaciones dedicadas a promover la lactancia materna están contribuyendo muy positiva y generosamente a mejorar las cosas. Sin embargo, y aunque no sea la norma, también las hay que se exceden. Y empieza a ser frecuente ver madres fanatizadas que han convertido el dar de mamar a su hijo en un modo de vida y casi en una religión, con gravísimas consecuencias para ambos. Porque la lactancia materna es cosa de todos, **pero el control del niño y de su alimentación corresponde al pediatra.**

RESUMIENDO: LOS NÚMEROS DE LA LACTANCIA

Salvo en lo relativo a la preparación de los biberones («una medida por cada 30 cc de agua») resulta prácticamente imposible dar cifras tajantes hablando de la lactancia. No obstante, una vez que se ha comprendido el sentido de las normas generales que deben seguirse, puede ser útil repasar y resumir algunas de ellas aprovechando la concisión de los números.

LACTANCIA			
	La primera semana	**El resto del mes**	**El resto del trimestre**
DURANTE EL DÍA, Piden más o menos…	Cada 2 o 3 horas	Cada 3 horas	Cada 3 o 4 horas
Y SI NO LO HACEN, OFRECERLES…	A las 3 horas	A las 3 o 4 horas	A las 4 horas
POR LA NOCHE, Suelen pedir…	Cada 2 o 3 horas	Dos veces	Una vez, o ninguna
Y SI NO LO HACEN, DESPERTARLOS…	A las 3 o 4 horas	A las 4 o 5 horas	Es una tontería
AL CABO DEL DÍA, Suelen comer…	Unas 8 o 10 veces	Entre 6 y 8 veces	De 5 a 6 veces
EN CADA PECHO, Pueden estar…	De 5 a 10 minutos	De 10 a 15 minutos (o más, si no duele)	
CON BIBERÓN, Toman cada vez…	10 cc más por día	Entre 90 y 120 cc	Entre 120 y 180 cc
CONVIENE PESARLOS	Una vez cada… Día (en el hospital)	Una vez cada… Semana	Una vez cada… Mes
DEBEN GANAR Aproximadamente…	Lo que han perdido	Unos 200 gramos por semana	

LOS DIEZ «MAMDAMIENTOS»

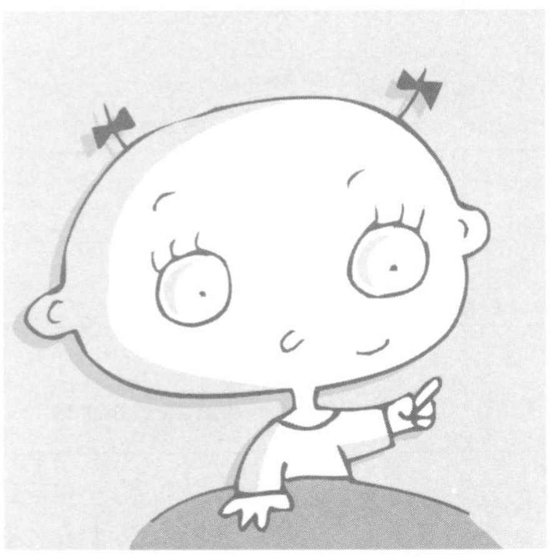

A los bebés tampoco nos gustan los números, y en cambio nos encantan los mamdamientos, sobre todo si se entienden como los de verdad. Porque eso de «Amarás a tu prójimo» y «No matarás», viene a ser lo mismo que decir «Querrás lo mejor para tu hijo» y «No le matarás de hambre», o sea que no son ordenes. Que yo sepa, nadie ama al vecino ni a un hijo porque le obliguen, sino porque le sale del alma. Y a menos que se esté muy confundido, tampoco a nadie le apetece andar asesinando a la gente ni hacernos pasar hambre a nosotros. Y si repasas los mandamientos viéndolos así, comprobarás que sólo explican las cosas que cualquiera hace sin que se lo manden si está en sus cabales y a gusto con lo que tiene, exactamente igual que ocurre con mis mamdamientos, que sólo dicen lo que cualquier madre hará si está tranquila y contenta con su hijo y nadie le impide hacer caso de su instinto y de su sentido común.

I. QUERRÁS Y TE SABRÁS CAPAZ DE AMAMANTAR A TU HIJO.
Es lo natural y no es tan difícil como a veces lo quieren pintar.

II. LE DARÁS EL PECHO (Y SÓLO EL PECHO) LO ANTES POSIBLE.
Nada de agua con azúcar ni chupete si no es imprescindible, porque tu hijo necesita leche, y cuanto antes mame, más te subirá.

III. SÓLO LE DEJARÁS EN EL NIDO DE LA MATERNIDAD CUANDO SEA NECESARIO
Para compenetrarse bien, mejor será estar día y noche lo más cerca posible.

IV. NO INTENTARÁS IMPONERLE UN HORARIO RÍGIDO.
Déjale mamar todas las veces y todo el tiempo que quiera, que ya se irá organizando poco a poco.

V. DISFRUTARÁS DURANTE LAS TOMAS
Sin prisas ni nervios, dándole también algo más importante que la mejor leche.

VI. CUIDARÁS TUS PECHOS.
Ayúdale a cogerlos bien y así no te hara daño. Y nada de humedades.

VII. BEBERÁS ABUNDANTES LÍQUIDOS Y COMERÁS DE TODO.
El agua es lo fundamental, pero también debes comer bien por tu propia salud.

VIII. DESCANSARÁS TODO LO POSIBLE.
Con cuidarle y darle de mamar, ya haces más que suficiente.

IX. NO TE OBSESIONARÁS CON EL PESO DEL NIÑO.
Si se queda satisfecho, el peso importa menos. Y con los nervios, te puedes quedar sin leche.

X. NO TE PRECIPITARÁS A DARLE BIBERÓN.
Mira primero a ver si estás cumpliendo estos *mamdamientos*, si acaso, consulta siempre antes con el pediatra.

Y también los diez *mamdamientos* se resumen en uno dividido en dos, que en realidad son como las dos caras de una misma moneda:

RESPETARÁS TU INSTINTO

Por ejemplo: Te apetece poner enseguida a tu hijo al pecho y tenerlo en tu cuarto para poder darle de mamar siempre que quiera, ¿no? Pues ya sabes lo que has de decir en la maternidad ¿Tienes todavía el pezón muy tierno y te hace daño? Pues no le dejes estar tanto rato, que ya se encargará él de pedir más a menudo ¿Llora por hambre un poco antes de la hora? Pero ¿qué es eso de «la hora»? Tú le darías de mamar ¿no? Pues venga, que de momento pasamos totalmente de relojes ¿Casi te da pena porque es muy pequeñín y lleva mucho rato durmiendo seguido? Pues intenta despertarle, no sea que sea uno de esos niños santos que nunca se quejan, pero si no quiere comer y el pediatra te dice que todo va bien, tranquila, y hasta luego ¿Tienes sed? Pues a beber leche, zumos de fruta, y agua. ¿Estás cansada? Pues deja para mañana todo lo que pueda esperar y te acuestas con tu hijo. Y que te echen una mano, o mejor las dos, que tú ya haces suficiente con cuidarle y darle de comer cada dos o tres horas, día y noche. Y así todo: haz lo que te pida el cuerpo y dale alegría... como te llames.

Y nada de desconfiar de la naturaleza pensando que no vas a poder criarle al pecho, que todas las madres venís preparadas de fábrica, y tiene que haber un fallo muy grande para que de verdad no puedas darle de mamar. Y si estás nerviosa, procura relajarte, escucha música o juega un poco con él, o te vas a dar una vuelta por ahí, que a veces conviene airearse. Y si aún no lo ves claro, explícale al pediatra lo que te preocupa: verás como te tranquiliza.

TE LO PASARÁS MUY BIEN DANDO DE MAMAR

Ya sé que algunas personas dicen que esto es un rollo y que dar de mamar es un infierno. Es verdad que a veces los primeros días son algo difíciles y no debes extrañarte si al principio no disfrutas demasiado, pero si haces las cosas bien, dar el pecho a tu hijo será muy pronto tanto placer para ti como para él tomarlo.

Mira, a los bebés nos chifla la hora de la comida. La leche está riquísima, y además estamos tan cerca de nuestras madres como soñábamos durante el viaje. Es un rato estupendo. Pero tú también te lo puedes pasar muy bien mientras das el pecho a tu hijo. Te buscas un sitio tranquilo, te pones cómoda, te relajas jugando un poco con él para que acabe de desperezarse (si es que ya no está buscando como un loco), y ¡hala!, a darle de comer. Te entrarán ganas de ronronear como los gatos. Al menos, a mí me pasa mucho, sobre todo cuando ya llevo un rato mamando, porque al principio voy a toda prisa, pero luego empiezo a pararme, pego unos cuantos chupetones seguidos y me vuelvo a quedar como si estuviera pensando, porque me doy cuenta de que mi madre está ahí, y me encanta ver que al dejar de chupar me empuja un poquito para que siga comiendo pero sin aturullarme, y así noto que tras ese pecho hay una persona que me quiere. Los bebés somos así de románticos.

Recordarás que cuanto más agradable sea ese rato para ti, más te va a subir la leche: porque la naturaleza hace así de bien las cosas. Y atención, que con los biberones es lo mismo, pues no tendrán más leche por eso, pero si yo veo que mis padres están a gusto conmigo mientras me lo dan (y ahora hablo en plural), primero, que seguro que me sientan mejor, y segundo, que además de calorías, recibo calor. O sea que por el mismo precio, a la vez que me alimento noto que me quieren. Esto de la lactancia está muy bien resuelto.

EL DESTETE

Hasta los cinco o seis meses no hay motivo para empezar a sustituir alguna toma de pecho por una papilla, pero a veces el trabajo obliga a plantearse mucho antes el destete completo o parcial, ya que tampoco siempre es posible seguir dándoles biberones de leche materna.

El fundamento del destete es muy sencillo, pues si el bebé sacia su hambre con un biberón en vez de chupar y vaciar el pecho de la madre, se interrumpirá la producción de leche al faltar los dos mecanismos que la estimulan y mantienen. Sólo hay que tener presente una cosa: ir despacio y con orden, porque en caso contrario resultará muy duro para los dos...

TANTO POR LA MADRE COMO POR EL BEBÉ, EL DESTETE DEBE HACERSE DE MODO PROGRESIVO RETIRANDO UNA TOMA DE PECHO CADA TRES O CUATRO DÍAS

PENSANDO EN LA MADRE

Si se va con prisas, el dolor de unos pechos rebosantes puede llegar a ser muy intenso. Por eso hay que empezar por dar al niño un solo biberón al día en lugar de la toma que antes ya pareciera más escasa o la que más interese suprimir. Y aunque quizá molesten un poco hasta que el bebé los vacíe a la próxima, a los pocos días la producción de leche disminuye y se adapta a la nueva situación, con lo que cesan las molestias y ya se puede pensar en suprimir otra toma. Y así sucesivamente, hasta eliminirlas todas si es preciso.

Es verdad que hay medicamentos para ayudar a retirar la leche, pero no suelen hacer falta si el destete se planea con tiempo, calculando unos tres o cuatro días por cada toma de pecho que deba suprimirse.

Si en un momento dado los pechos duelen mucho, dar de mamar al bebé es la mejor solución. Pero si el niño no quiere o no puede hacerlo porque no está con la madre, será ella quien tendrá que ir vaciándoselos, aunque sólo lo justo para aliviarse un poco, pues, si no, tampoco se acabaría nunca. A veces es necesario ponerse paños con agua fría o tomar algún analgésico, sobre todo si el destete se ha debido hacer demasiado bruscamente. En todo caso, una visita al ginecólogo puede ser necesaria y siempre es conveniente al acabar la lactancia materna.

POR EL BIEN DE AMBOS

Es evidente que si se retirasen dos tomas consecutivas, las molestias serían mucho mayores. Pero además, eso podría hacer que la producción de leche disminuyese más de lo deseado, y que lo que pretendía ser un destete parcial, se convirtiera en total.

Se debe pues, retirar alternadamente, siguiendo un orden como el que se propone con un ejemplo en el que se mantienen las tomas de pecho de la mañana y la de noche:

	HORAS	7	10	13	16	19	22
D	1	pecho	pecho	pecho	pecho	biberón	pecho
Í	4-5	pecho	biberón	pecho	pecho	biberón	pecho
A	8-9	pecho	biberón	pecho	biberón	biberón	pecho
S	12-13	pecho	biberón	biberón	biberón	biberón	pecho

PONIÉNDOSE EN EL LUGAR DEL BEBÉ

También para nosotros es mejor ir despacio, pues pasar de sopetón de «todo pecho» a «todo biberón», sería un cambio algo fuerte, y es mejor acostumbrarnos poco a poco. Pero si tu hijo se hace un lío o se enfada al ver que le dan gato por liebre, paciencia y no cedas dándole de mamar, que cuando el hambre apriete ya aprenderá y se dará cuenta de que tampoco está mal la leche de bote: aunque, a ser posible, es mejor que los primeros biberones se los des tú misma, porque quedándose a la vez sin mamar y sin su mamá, cualquiera se sentiría doblemente despechado.

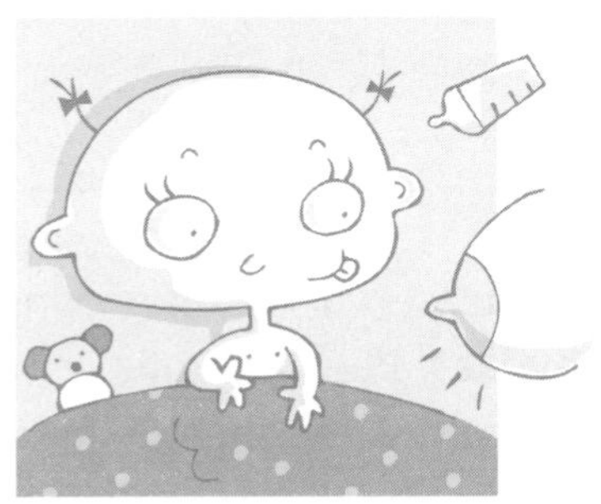

PRIMEROS PROGRESOS

EL DESARROLLO PSICOMOTOR

El desarrollo psicomotor es el proceso a lo largo del cual el niño adquiere progresivamente las capacidades psicológicas y motoras que le convertirán en un adulto.

Pero aunque el bebé tenga en sus genes toda la información necesaria para desarrollarse correctamente y no sufra ninguna enfermedad que lesione los órganos implicados en este proceso, la falta de una estimulación adecuada también puede alterarlo en cualquier momento.

EL DESARROLLO PSICOMOTOR ES UN PROCESO CONTINUO QUE EMPIEZA ANTES DE NACER Y ACABA EN LA MADUREZ Y QUE REQUIERE UNA ESTIMULACIÓN ADECUADA

Es pues importante estimular y vigilar la evolución del bebé. Para lo primero, sólo tendrás que atenderlo y tratarlo con naturalidad, guiándote por tu instinto y tu sentido común. Pero para lo segundo, para estar segura de que se desarrolla todo lo bien que debe, es necesario saber lo que se considera normal a cada edad. Y aunque tú puedes comparar sus progresos con los de otros niños y con lo que en este capítulo se explica, éste es uno de los principales objetivos de las revisiones que el pediatra le irá haciendo.

EL PEDIATRA VIGILARÁ EL DESARROLLO DEL NIÑO EN CADA REVISIÓN, PERO LOS PADRES DEBEN TRANSMITIRLE CUALQUIER TEMOR O DUDA AL RESPECTO

En la primera visita, al preguntar por los incidentes de tu embarazo y los medicamentos que hayas tomado durante él, está ya preocupándose por cosas que pueden influir en el desarrollo de tu hijo, igual que al interesarse por las enfermedades o problemas de otros miembros de la familia. Y conviene que además de la clásica lista de preguntas, prepares también con tu marido la respuesta a esas preguntas sobre los «antecedentes familiares», pues con cierta frecuencia se olvidan o incluso se ignoran datos que pueden tener importancia, especialmente los relativos a la infancia de los padres, abuelos y tíos del bebé.

También comprobarás que al explorarlo se valora su maduración psicomotriz, porque resulta bastante evidente y hasta espectacular, sobre todo cuando el pediatra deja al público pasmado haciendo dar unos pasos sobre la camilla a un bebé que sólo tiene una semana. Más adelante, en cambio, puede darte la impresión de que ya no lo vigila tanto, pero un pediatra puede obtener gran parte de la información que necesita para saber que un niño va bien mientras parece que sólo lo está llevando a la balanza a la vez que hace cuatro sencillas preguntas a su madre.

Pero mientras que tú estarás todo el día con tu hijo, el pediatra sólo lo ve unos minutos cada mes, y aunque es muy difícil que aun así se le escape un posible problema, nunca dejes de advertirle si te parece que el niño va retrasado en algo.

Ahora bien, los bebés aprenden a hacer cosas en el mismo orden, pero unos van más deprisa que otros, y aparte de que eso no tiene mucho que ver con lo espabilados (y felices) que vayan a ser luego, tampoco hay una fecha exacta para empezar a mirarse las manos, ni para llevárselas a la boca o sonreír por primera vez. En este sentido, el desarrollo psicomotor se parece a la dentición: los dientes suelen salir en el mismo orden, pero no a la misma edad, y el riesgo de caries no depende de si lo hicieron más pronto o más tarde, sino de su propia calidad y del trato que reciban. Como en la altura y como en casi todo, en el desarrollo del niño influyen la herencia y el ambiente, los genes que tiene desde que es concebido y lo que le influya luego a lo largo de la vida. Por eso todos son distintos e irrepetibles, y cada uno tiene su propio ritmo de maduración.

NO TODOS PROGRESAN A LA MISMA VELOCIDAD Y HAY QUE ACEPTAR LAS DIFERENCIAS NATURALES (LAS COMPARACIONES SON ODIOSAS)

Aunque las desigualdades naturales son aún más marcadas cuanto mayores se hacen los niños, también existen ya durante los primeros meses de vida, de modo que no debes alarmarte por pequeñas diferencias. Papel y lápiz, y otro asunto para comentarle al pediatra en la próxima revisión.

Pero todo tiene sus límites, y aunque no es habitual que se peque de exceso de confianza en esta cuestión, el peligro es otro: cuando hay verdaderos motivos de alarma, el temor puede hacer que se intente negar la realidad, y no es nada raro que una madre trate de engañarse, trivializando y rechazando los signos de un posible retraso de su hijo, lo cual es tan comprensible como erróneo y peligroso.

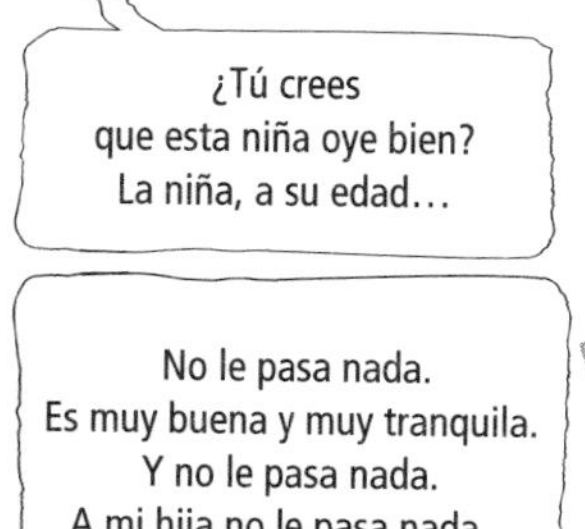

No oigo ni flores, y como tarden mucho en enterarse, la vamos a pifiar

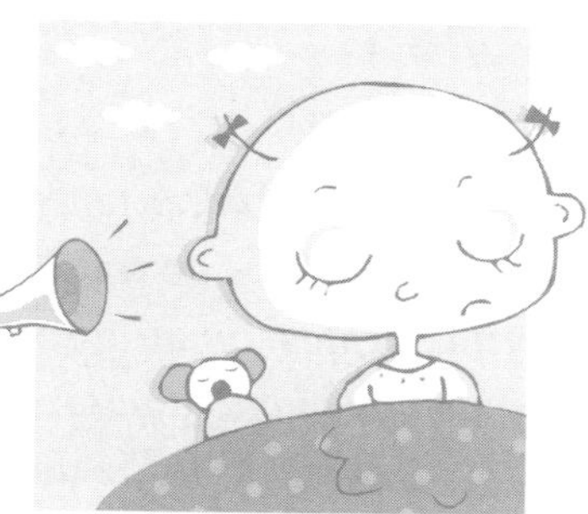

LA NORMALIDAD TIENE SUS LÍMITES Y NO HAY QUE PONERSE UNA VENDA EN LOS OJOS (LAS COMPARACIONES TAMBIÉN SON NECESARIAS)

Sea cual sea la causa, el niño con un retraso en su desarrollo psicomotor se beneficiará siempre de un diagnóstico lo más precoz posible, y si tu hijo te inspirase serias dudas en este sentido, sería un grave error no comunicárselas inmediatamente al pediatra.

La descripción del desarrollo de un bebé que sigue a continuación, pretende que no te alarmes sin motivo ni dejes de preocuparte cuando convenga. Además, conocerles es también la forma de saber todo lo que necesitan y cómo se les debe tratar, aunque para esto sólo tendrás que ir leyendo en tu propio hijo.

POR PASOS

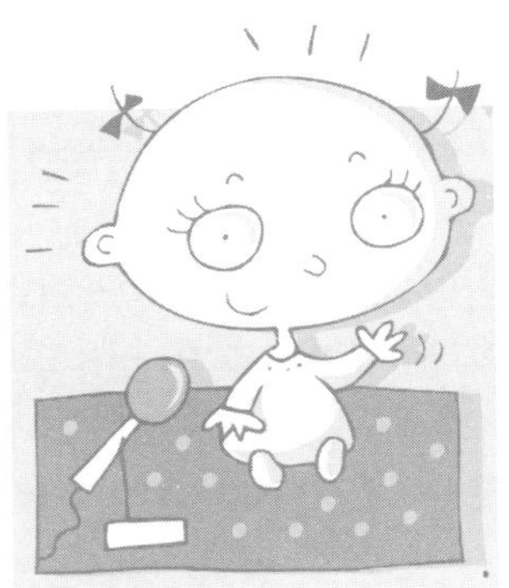

Esto es cosa mía, pues si mis colegas me han elegido como representante suyo, es porqué soy un bebé muy representativo. O sea, normalito.

EL PRIMER MES

- Sienten, ven, oyen y tienen gusto y olfato

De entrada, debo dejar claro que al nacer tenemos de todo. Algunas cosas no muy maduras, pero ya tenemos de todo. Lo cual incluye los clásicos cinco sentidos, porque vemos, oímos y sentimos desde antes de aterrizar, pero también tenemos buen paladar, y somos tan finos de olfato que hasta podemos distinguir la leche de nuestras mamás de la de otras señoras, sólo por el olor. De verdad, que no es broma.

- Duermen casi todo el día

Sin embargo, al principio no tenemos demasiado tiempo para ir afinando los sentidos (salvo el del gusto, claro) porque el viaje nos ha dejado bastante cansados, y apenas nos despertamos más que para comer. Y aunque algunos niños nerviosillos empiezan ya muy pronto a querer algo más de marcha, la mayoría no hacemos otra cosa en todo el día, aparte de llorar cuando aprieta el hambre o nos hace falta algo, claro.

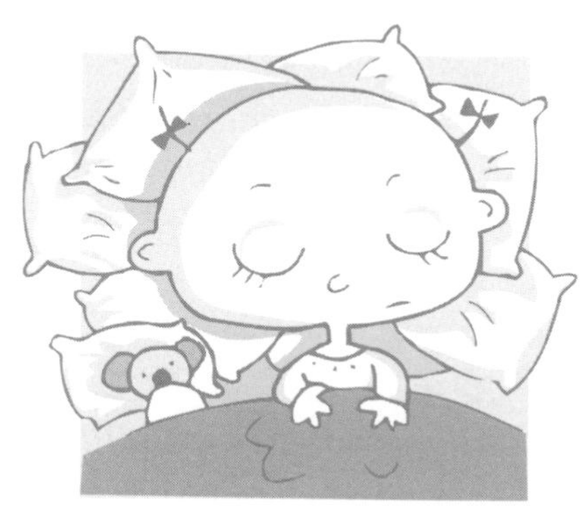

- Están flexionados y bastante tensos

Si coges a tu hijo en brazos o lo acuestas boca arriba (seguro que recordarás lo de ponerle siempre a dormir así, ¿verdad?), al principio estará continuamente con la mirada al frente y todo encogido como si estuviera pasando frío. Yo creo que por eso la gente suele pasarse tanto al abrigarnos (tampoco vas a olvidarlo, ¿eh?), pero esa postura es muy lógica después de nueve meses de estrecheces, digo yo.

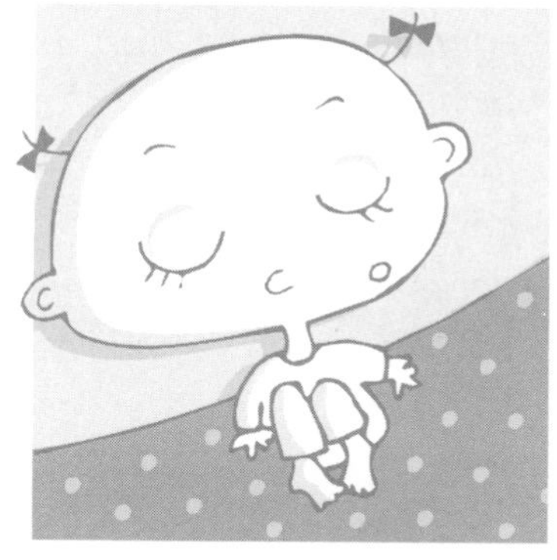

- Pueden alzar la cabeza unos segundos

Pero si lo pones un ratito boca abajo, comprobarás que al nacer sabemos ladear la cabeza perfectamente para poder respirar, siempre que no nos quede hundida en un colchón muy blando o choque con una almohada, que por eso son peligrosas. Y a finales de este primer mes, ya somos capaces de aguantarla alzada un poco, y también tenemos algo más estiradas las piernecillas.

- Al oír a la madre, se calman y la miran

  Por descontado, aún falta para que vayamos entendiendo vuestro lenguaje, pero si tu hijo está llorando se tranquilizará al oírte, y a pesar de verte aún muy borrosa y desenfocada se quedará muy quieto, mirándote totalmente embobado cuando le digas cosas, y si te mueves despacio, hasta podrá seguirte ya un poco con los ojos.

- Hacen sonidos guturales

  Respecto a nuestro idioma, aparte de llorar, por el momento sólo hacemos algunos ruiditos con la garganta, porque todavía no nos hemos aprendido eso de las cinco vocales, y en vez de «ajo» nos sale «jjj».

- Parece que sonríen... cuando quieren

  Lamento ser un poco aguafiestas, pero aunque tu hijo haga muecas simpatiquísimas durante el primer mes y la abuela se empeñe en que la primera sonrisa se la ha dedicado a ella, la verdad es que sólo nos estamos entrenando, y por mucho que nos hagan carantoñas y arrumacos, no solemos empezar a contestar con una sonrisa de veras hasta un poco más adelante. Hay que tener paciencia, que todo lo bueno se hace esperar...

EL SEGUNDO MES

- Están más despiertos y atentos

  El tiempo pasa deprisa y es en el segundo mes cuando se producirá el gran acontecimiento. Pero en este mes hay bastantes más progresos. El primero es que tu bebé ahora pasará no pocos ratos despierto, y empezará a mirar y a estar más atento a lo que ocurre a su alrededor, y es fácil que se asuste si oye un ruido fuerte o muy llamativo, aunque tampoco es raro que a veces parezca estar en la luna de Valencia y no se entere de nada.

• Aguantan la cabeza levantada más tiempo

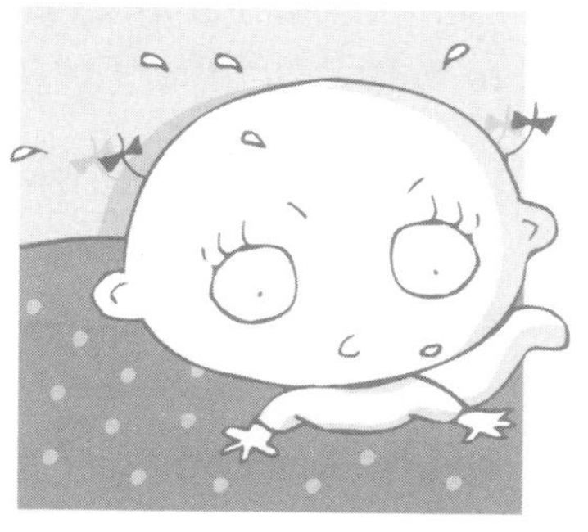

Si le dejas un rato boca abajo (que estando despierto no hay el menor problema en ponerlo así), verás como aguanta cada vez más tiempo con la cabeza alzada, de modo que, yendo de paseo por la calle, a ratos la asomará fuera del cochecito igual que el periscopio de un submarino. Y no te lo debes tomar a mal, pues no es que desconfiemos del conductor, sino que nos gusta ir conociendo el paisaje y el paisanaje.

• Siguen bastante con la mirada

Vemos mucho más, y nos hacen gracia los avioncitos y las bolitas de colores esas que nos colgáis delante de las narices, aunque de momento no haya forma de cogerlas, y sólo consigamos dar manotazos al aire... Pero más aún que las cosas de colores vivos y los movimientos, nos interesan las caras, porque no somos tan bobos como para no saber de dónde viene lo bueno, o sea que os miramos fijamente cuando estáis cerca, y seguimos bastante más con la mirada si movéis la cara despacito.

• Intentan responder a los arrullos

También seguimos muy interesados por las voces, pero si además van acompañadas de música, la cosa ya es la monda, y al menos yo, casi me muero de gusto cuando alguien me canta suavemente una canción (al estilo de Roberta Flack o de Matt Monroe, o también nanas de la abuelita, porque a mí me va mucho lo clásico), y nos van de maravilla para comprobar que no estamos desamparados en la vida sin necesidad de que nos cojan en brazos. Y seguro que a tu hijo le encantaría poder intervenir haciendo un dúo, pero aunque ya lo intente, todavía no le saldrán más que algunos ruiditos: la diferencia es que a partir de ahora no los hará solamente a lo tonto, sino también cuando le hablen o le acaricien, porque ya es un poquito mayor, y quiere ir integrándose y participar de la vida familiar.

- Aparece la sonrisa social

Algunos bebés pueden tardar un poquito más, pero durante este mes, la mayoría empezamos a sonreír de verdad cuando nos dicen cosas o nos hacen gestos o caricias. Y el día en que eso ocurra, vendrá a ser como el primer saludo al mundo y la presentación en sociedad de tu hijo, y por eso me parece muy bien pensado que los psicólogos la llamen «sonrisa social», porque la dedicamos sobre todo a mamá y a papá y a toda la familia, pero también a todos nuestros amigos y admiradores que con tanto cariño nos han recibido, para hacerles saber que se lo agradecemos de todo corazón y que pronto podrán contar con nuestra colaboración para lo que sea menester.

EL TERCER MES

- Abren las manos y juegan con ellas

Desde luego, será durante este més cuando más notarás lo mucho que aprende tu hijo. O hija, claro, que ahora me doy cuenta de que no he hecho la clásica disculpa esa, pero tú ya me entiendes. Bueno, vayamos al tema.

Por descontado, el tiempo que estamos despiertos continúa aumentando, y eso explica que la principal novedad de este mes sean las manos. Primero empezamos por abrirlas de vez en cuando. Gracias a eso, un buen día nos descubrimos los dedos, tan diferentes y tan a mano que resultan ideales para jugar a polichinelas, lo cual nos suele entretener mucho a partir de los tres meses.

- Se llevan las manos a la boca

Pero claro, pese a que pronto nos enteramos de que las manos no son comestibles, tienen un gusto saladito bastante rico, y nos encanta llevárnoslas a la boca. Eso no quiere decir que nos estén saliendo los dientes, que aún falta mucho. Si un día me dejan colaborar en un libro sobre niños mayorcitos ya te explicaré la de rollos que hay con eso de la dentición... Un anticipo: puede que molesten algo, pero no duelen tanto como la gente dice, y nunca, nunca, dan ni una gota de fiebre.

- Pueden sostener objetos

De todas formas, meterse las manos en la boca es muy fácil para tu hijo, pero aunque lo intente, todavía no puede guiarlas ni abrirlas para coger las cosas por su cuenta. En cambio, si le pones un sonajero entre los dedos, a finales de este mes ya lo podrá aguantar un poquitín, y te dará su primer gran concierto. Y otra cosa: si tienes el pelo largo, será mejor que vayas con cuidado, porque como te lo pille, ya verás los estirones que te llevas antes de lograr soltarte.

- Se alzan apoyándose en los brazos

Muchos alzamos ya la cabeza y el pecho apoyándonos en los brazos, y si al mismo tiempo levantamos las piernas, no hay quien se libre de la típica foto. Sí, sí, esa que todos los chicos rompen a los quince años para evitar ser el hazmerreír de todas las amistades, porque tampoco hay forma de hacerse el interesante y ligar después de que le hayan visto a uno así.

- En brazos, aguantan bastante la cabeza

En brazos, sostenemos muy tiesa la cabeza, y a pesar de que aún nos puede bailar un poco hacia delante, ésa es una forma bastante más digna de recibir a las visitas que no tumbados en la cama. Porque también nos distrae ver gente y la vida social; pero uno siempre se siente mucho más comodo y se ríe bastante más con sus propios padres, como es lógico.

- Siguen con la mirada de lado a lado

La vista progresa mucho en esa época, y aparte de enfocar mejor, logramos seguir con la mirada de lado a lado, y mirar de reojo para enterarnos disimuladamente de todo lo que nos interesa.

- Les atrae la música y empiezan a hacer gorgoritos

Si tu hijo se parece a mí, le encantará la música de verdad. Y cantará con vocales y todo. Aunque si aparece un padre cayéndosele la baba y diciendo que su hijo le ha llamado «papá», más vale que se lo haga mirar (el oído o/y la cabeza), porque no anda muy bien.

POR PARTES

POSTURA, MOVIMIENTOS Y REFLEJOS

El desarrollo motor progresa de arriba abajo, de la cabeza a los pies, de manera que los niños son ya bastante hábiles con las manos cuando todavía ni se tienen en pie. Y a los tres meses, aún están muy ocupados con la cabeza tratando de aprender a mantenerla bien levantada.

• **Al nacer, tienen una postura simétrica y bastante rígida**, con las extremidades flexionadas y la cabeza mirando al frente, aunque boca abajo ya saben ladearla. **Al mes, están un poco más relajados y, acostados hacia arriba, su cabeza descansa a un lado.** También van estirando algo las piernas.

• Si se les deja **boca abajo, al final del primer mes ya deben ser capaces de alzar la barbilla** unos segundos. **Al tercer mes, la mayoría aguanta bien la cabeza y levanta también el pecho** apoyándose en los brazos.

• Estando **en brazos, a los tres meses todavía les suele caer la cabeza hacia delante**, y durante las ocho primeras semanas, es normal que no la aguanten nada.

• **A los dos meses ya abren las manos de cuando en cuando**, pero hasta los cuatro todavía las cierran automáticamente en cuanto algo les toca la palma, provocando la inevitable chanza sobre el significado y origen de esa tendencia.

• **A los tres meses, son capaces de aguantar momentáneamente un objeto**, por ejemplo un sonajero, y llevárselo a la boca si se lo ponemos en la mano, aunque todavía no pueden cogerlo por su cuenta.

• **Las piernas siguen bastante tensas durante todo el primer trimestre**. En cada revisión, el pediatra les abre los muslos como un libro para explorar las caderas, pero a partir del tercer mes, también los estira e intenta separarlos para ver si se relaja como es debido. Y mientras que esas maniobras hacen llorar a algunos niños, a otros les da por reír, de modo que también sirven para conocer su carácter...

• **Tienen curiosos reflejos** que van desapareciendo con el tiempo. Por ejemplo, durante los tres o cuatro primeros meses, al dejarles caer bruscamente la cabeza, abren los brazos a la vez que vuelven los pies hacia adentro, y acaban llorando, lo cual provoca a menudo la indignación de las abuelas. Para compensar, después del **reflejo de Moro** (que así se llama en honor a su descubridor) se suele comprobar el de la **marcha automática**, pues hasta el primer o segundo mes, es posible hacerles dar algunos pasos con la consiguiente sorpresa y alborozo del personal. Pero si una abuela sigue sin ver nada claro que sea necesario marear así a su nieto y corre a ponerle el chupete, explora ella misma otros dos reflejos que no desaparecen hasta los nueve meses: el de los **puntos cardinales**, que les hace girar la cabeza y desviar la boca hacia el punto en que algo la roza, y el de **succión**, por el que inevitablemente aprietan y chupan todo lo que entre en ella. Ambos, y especialmente el último, son necesarios para el bebé, que nace sabiendo orientarse hacia el pezón y mamar gracias a ellos, pero otros son sólo **útiles para valorar su maduración**, porque si no los tienen o persisten mucho más de lo habitual, puede ser a causa de algún problema.

LA VISTA

Las madres experimentan una fuerte emoción ante la firme mirada que sus hijos les dirigen nada más nacer. Y aunque entonces sólo distinguen sombras, **su primera mirada provoca una intensa respuesta afectiva hacia ellos**, con lo que esa búsqueda del rostro materno que emprenden por propia iniciativa, acaba resultándoles muy provechosa.

- Los ojos de un feto de cuatro meses ya son sensibles a la luz, y **al nacer perciben contrastes, movimientos y cambios bruscos de iluminación y pueden fijarse en las caras y en objetos brillantes** situados en su campo visual.

- **Al mes fijan la mirada cuando su madre les dice cosas**; pero para estar seguros de que ven y reaccionan ya ante una sonrisa, hay que evitar tocarles la cara o hablarles al mismo tiempo.

- Mientras que inicialmente les llaman más la atención los movimientos y los cambios de luz, **alrededor del mes y medio, muestran una clara preferencia por el rostro humano**, aunque antes de los tres meses no distinguen entre uno real y uno dibujado.

- Poco a poco, van siguiendo cada vez más con la mirada, de manera que **al cumplir el tercer mes deben ser ya capaces de seguir de lado a lado un objeto en movimiento**.

- **A los tres o cuatro meses, observan sus manos** y juegan con ellas.

• **Antes de los cuatro meses no ven lo suficiente como para reconocer la cara de su madre** entre las de otras personas, sólo por la vista.

• Es frecuente que tras el parto se produzcan hemorragias en la conjuntiva del ojo, tan aparatosas como inofensivas. Otro trastorno bastante común y benigno es la estrechez del conducto por donde desaguan las lágrimas, responsable de un lagrimeo excesivo y de repetidas infecciones que con el tratamiento adecuado no suelen dar problemas. Y tampoco es alarmante que crucen a ratos la mirada. En cambio, hay que **advertir al pediatra si sus ojos están permanentemente desviados o hacen movimientos raros**, así como si **parece molestarles mucho la luz o su pupila no es transparente** y en la niña de los ojos se observa una mancha blanquecina.

• **Los niños que no ven, suelen ser muy pasivos y apenas reclaman atención**.

• Es posible valorar la visión de los críos sin precisar de su colaboración, pero si no existe algún motivo especial, **hasta los cuatro años el pediatra sólo se asegura de que no tengan ningún defecto importante o de los que empeoran si no se descubren y tratan pronto**.

EL OÍDO Y EL LENGUAJE

Todos sabemos que los bebés no entienden lo que se les dice y, sin embargo, aparte de arrullarles y dedicarles un variado repertorio de ruiditos sin sentido, las madres también les explican con todo detalle el programa de actividades del día, y hasta algún que otro secretillo. Y esto lo vienen haciendo desde siempre, antes de haberse demostrado que **hablarles es muy bueno para estimular el desarrollo de su lenguaje e inteligencia**.

• El feto ya percibe sonidos, y **el recién nacido oye bastante bien, prefiriendo la voz humana**.

• **Durante las primeras semanas, pueden reaccionar ante los ruidos con un sobresalto muy aparatoso o poniéndose a llorar, o bien sólo con un cambio de actividad casi imperceptible**, parpadeando, o dejando de chupar o de respirar momentáneamente.

• **Sobre el mes y medio, reconocen la voz de la madre** y se tranquilizan al oírla. **Entre los dos y los cuatro, atienden a las conversaciones y localizan los sonidos**, mirando hacia el lugar de donde proceden.

• Tras unos primeros ruidos «guturales» (hechos exclusivamente con la garganta), pronto empiezan a utilizar la boca para producir sonidos, y **alrededor de los tres meses ya deben vocalizar de forma prolongada**. Primero, «guuu», luego «a-jooo», etc. Para entonces, **también les llama la atención la música**, y si lloran con el «bakalao», es muy buena señal: además de buen oído, tienen buen gusto.

• Contra lo que se había creído hasta hace poco, **el frenillo lingual** (el cordón que une la lengua al suelo de la boca), **no dificulta la pronunciación ni el desarrollo del lenguaje aunque sea algo corto**, a menos que impida totalmente los movimientos de la lengua, lo cual es rarísimo.

• Aunque la mayor parte de sorderas no son hereditarias, hay que **advertir al pediatra si algún familiar tiene problemas de oído, lo mismo que si existe cualquier duda sobre la audición del niño**. Sin embargo, cuando ya se ha comprobado con seguridad que oyen bien, **no hay que alarmarse si ocasionalmente ignoran ruidos fuertes**: pueden estar concentrados, pensando en sus cosas, o haberse acostumbrado al escándalo, por ejemplo, si tienen hermanitos mayores o padres melómanos.

• Los niños sordos también vocalizan, pues para hacerlo no es necesario oír y, por tanto, **que emitan algunos sonidos no garantiza que oigan bien**.

• Es muy importante detectar las sorderas lo más pronto posible, y en caso de duda también **existen pruebas para comprobar la audición de los recién nacidos**, sin necesidad de esperar a que sean capaces de decir lo que oyen.

LA SONRISA Y LA CONDUCTA SOCIAL

Aunque desde el primer día ya les atrae la voz y el rostro humano, los recién nacidos están casi exclusivamente pendientes de sí mismos. **La primera auténtica sonrisa del bebé, representa el inicio de su progresiva integración en la familia y en la sociedad**, y es lógico recibirla con alborozo.

• **Alrededor del mes es posible provocar su sonrisa con gestos, caricias o palabras cariñosas**. Antes ya pueden sonreír espontáneamente, pero en realidad sólo se trata de muecas sin significado.

• Aunque hasta los seis meses no suelen asustarse cuando les coge en brazos un extraño, mucho antes ya se sienten más a gusto con las personas conocidas, de modo que **sobre las ocho semanas sonríen sólo con ver el rostro de su madre**, mientras que los forasteros han de hacerles gracias para ganarse esa respuesta.

• **A los dos o tres meses empiezan a buscar activamente el contacto social**, y al tercer mes intentan llamar la atención y relacionarse por medio de su «lenguaje», sobre todo si la experiencia les demuestra que decir «ajo» es tan eficaz como llorar para conseguir que se acerque alguien a la cuna. Y ante el menor ademán de ir a sacarles de ella, **expresan su alegría moviendo alborotadamente los brazos y las piernas**.

• **A partir de los tres o cuatro meses, se ríen a carcajadas** para demostrar su felicidad, y también se nota ya si están inquietos o molestos sólo por la expresión de su cara.

SIGNOS DE ALARMA

AL MES:

- **No es capaz de alzar la barbilla ni un momento.**
- **Los ruidos nunca le causan ningún tipo de reacción.**

A LOS DOS MESES:

- **No abre nunca las manos.**
- **Todavía no fija la mirada.**

A LOS TRES MESES:

- **No aguanta la cabeza estando boca abajo.**
- **No sonríe y no mira cuando se le habla o se le hacen gestos.**

LOS CIMIENTOS DEL FUTURO

Cuando un recién nacido tiene hambre o se encuentra molesto por cualquier cosa, no conoce todavía el significado de esas sensaciones ni sabe tampoco cuándo acabarán, y las percibe como una amenaza para su integridad. Pero **al ver satisfechas sus necesidades y recuperar así el bienestar, también aprende que sus molestias no anuncian una catástrofe inevitable y va cogiendo confianza**. Primero, confianza en su propia capacidad para tolerar y superar el malestar, más adelante, confianza en que existe «alguien» que le ayuda a conseguirlo, y por último, confianza en que ese «alguien» va a estar siempre a su alcance.

Estos sentimientos positivos hacia sí mismo y hacia los demás, son los cimientos sobre los que se asentará y desarrollará su personalidad, impregnada y alentada por un imprescindible optimismo vital.

LAS PRIMERAS BUENAS EXPERIENCIAS DEL BEBÉ LE ENSEÑAN A CONFIAR EN SÍ MISMO Y EN LOS DEMÁS

En este sentido, el trato que reciba durante los primeros meses de vida resultará trascendental para su futuro. Pero no hay que sentirse abrumados por la responsabilidad, puesto que **para adquirir esa confianza básica, el niño sólo debe ser atendido adecuadamente** y comprobar que sus demandas desencadenan sistemáticamente una respuesta razonablemente rápida, efectiva y cariñosa. Sólo en el caso contrario, es decir, **cuando sus necesidades son satisfechas tarde o mal, el bebé se creerá incapaz de lograr controlar y aliviar sus tensiones**, y puede volverse retraído o ansioso, e incluso acabar mostrándose hostil hacia un entorno que parece ignorarle. De ahí la importancia de no pretender imponer, al menos tan pronto, normas rígidas de ningún tipo, y de **actuar basándose más en el propio instinto que en consideraciones teóricas** más o menos atinadas. Si el niño tiene hambre, debe comer ya, independientemente de lo que digan las agujas del reloj, y si llora por otra cosa, habrá que averiguar lo que desea y ofrecérselo, tal como pide el instinto materno. A veces, el temor a malcriarlos hace que se les niegue el pan y la sal, con lo que se vuelven cada vez más llorones y nerviosos, y con el paso del tiempo, inseguros, dependientes, agresivos e incapaces de afrontar satisfactoriamente la realidad.

SÓLO ES PRECISO ACTUAR CON NATURALIDAD
ATENDIENDO SUS NECESIDADES
CON DILIGENCIA, EFICACIA Y AFECTO

Algo parecido puede decirse del desarrollo psicomotor en su conjunto, pues aunque depende fundamentalmente de la maduración del sistema nervioso, también puede resultar afectado por la ausencia de una apropiada estimulación. Sin embargo, es suficiente con responder a las demandas de los bebés, porque en cuanto nacen, ya saben buscar activamente **lo que necesitan** para que ese complejo proceso se lleve a cabo correctamente. Una alimentación adecuada, y alguien que capte sus gestos y reaccione ante ellos de forma natural. Y todo eso **lo encuentran en su madre**, de modo que, con esa «mínima» condición, **durante los primeros meses de vida progresan rápidamente** a todos los niveles, pero muy especialmente en lo relativo a su capacidad para percibir y relacionarse con las personas y objetos que les rodean, **con lo que continúan provocando las respuestas que les animarán a seguir desarrollándose**.

CÓMO TRATAR AL BEBÉ: DOS PREGUNTAS SIGNIFICATIVAS

Igual que sucede con su alimentación, es muy difícil que un bebé deseado y tratado con afecto no reciba todos los estímulos que su adecuado desarrollo psicomotor requiere. Pero cuando a los padres les llega una información incorrecta sobre las auténticas necesidades y condiciones de su hijo, tanto el mismo afán de procurarle lo mejor, como el temor a hacerle daño, pueden llevarles a cometer errores por exceso y por defecto.

Las dos preguntas que ahora siguen, además de muy frecuentes, son un buen ejemplo de los extremos que se deben evitar. Se trata de no pasarse ni quedarse cortos, pero encontrar el punto medio es en este caso muy sencillo, porque tan sólo hay que actuar con naturalidad.

¿HAY QUE ESTIMULARLE CON EJERCICIOS?

No y no.

¿Así de contundente?
Es que la pregunta ya incluye dos errores. No «hay que» estimular al bebe, porque lo natural es hacerlo. Y no con ejercicios ni tablas de gimnasia, sino jugando con él, dándole besos, hablándole, y disfrutando de su compañía.

Claro. Pero dicen que también es muy bueno hacerles ejercicios.
La estimulación precoz es buena e imprescindible para los niños con problemas, porque si un niño tiene un retraso de cualquier tipo, conviene sacar el máximo partido posible de sus capacidades.

¿Y eso no es mejor para todos?
No por mucho madrugar amanece más temprano. Y un bebé sano sólo requiere un trato normal para desarrollarse según lo previsto en sus genes. Aun suponiendo que a base de un entrenamiento intensivo se lograse que un niño se aguantara sentado y andase más pronto, no se trata de prepararlos para competir en los juegos olímpicos, sino para saber vivir. Y eso lo aprenden mejor si se les trata con afecto y naturalidad.

Bueno, pero siempre se pueden combinar las dos cosas, y hacer de la gimnasia un juego.
Claro, pero el juego es mucho más que una gimnasia cuando no es sólo una excusa para estimularlos, y el niño no necesita un

preparador físico más o menos simpático, sino una madre. Si ella se dedica a ser la entrenadora, enfermera, psicóloga y profesora de su hijo, es probable que tenga menos tiempo para ser una madre, que es justamente lo que él necesita de verdad.

Entonces, ¿por qué se insiste tanto en decir que se les debe estimular?
Porque es muy importante, pero habría que aclarar que cuando los hijos son deseados y queridos por unos padres responsables no es necesario hacer nada especial.

EL MEJOR ESTÍMULO ES JUGAR CON ELLOS, HABLARLES, TOCARLES, BESARLES Y DISFRUTAR JUNTOS RESPONDIENDO DE FORMA NATURAL A SUS DEMANDAS

Ya..., pero ¿y si una madre es más bien sosa y no le apetece jugar con su hijo?
Por muy sosa que sea, no va a dejar de responder a sus sonrisas con un achuchón, ni de besarlo y hablarle. Por otro lado, es frecuente que en estos casos el padre sea todo lo contrario, por aquello de que los polos opuestos se atraen, con lo que la cosa suele quedar compensada. Pero pongámonos en el caso extremo de que los dos fuesen muy poco expresivos. Cada uno es hijo de sus propios padres y habitualmente se les parece bastante, de forma que si el niño ha salido tan reposado como es de esperar, no le van a hacer ningún favor si tratan de estimularlo por real decreto, actuando de manera distinta a la que les empuja su propia forma de ser, porque a ese bebé no le conviene tanta excitación.

Según eso, un niño podría desarrollarse perfectamente casi sin estímulos.
Mucho ojo: con los adecuados para él, que dependerán de su carácter y del de sus progenitores, pero ni uno menos. Y lo que tampoco harán unos padres responsables, es aprovecharse de

que su hijo es muy tranquilo para no hacerle ni caso. Al principio a todos les basta con un poco de ternura, pero poco a poco demuestran que necesitan juego y conversación. Pero cada cual tiene su carácter, y no se trata de marear a un niño más bien tranquilo, ni de dejarle todo el día en la cuna por más que el inocente se conforme y no llore. El niño más pacífico del mundo también pide y necesita que reaccionemos ante él.

AUNQUE NO LO RECLAMEN LLORANDO TODOS PIDEN Y NECESITAN ESOS ESTÍMULOS

¿Quiere decir esto que los bebés ya saben pedir que les estimulemos?
Exactamente igual que reclamar su alimento. Y al llorar, muchas veces no quieren comida sino un poco de actividad. Pero tampoco aquí hay que esperar a que lloren para atenderles. Cuando el niño abre las manos está pidiendo que le pongan un sonajero, cuando balbucea, espera encontrar un eco; cuando sonríe busca provocar una caricia, un beso o unas cosquillas, y son esas respuestas absolutamente naturales las que le empujan a seguir progresando. Abrazarlo, cantarle y jugar con él reaccionando ante sus insinuaciones, es la mejor forma de estimular su desarrollo. Las tablas gimnásticas a horas fijas, son otra cosa y hasta pueden ser peligrosas.

LA ESTIMULACIÓN EXCESIVA ES PELIGROSA

¿Peligro por estimularlos?
Desde luego. Primero por lo ya dicho sobre el riesgo de que el niño acabe sintiendo que en vez de una madre le atiende una entrenadora, pero es que el exceso de estimulación puede aturdirles y frenar su propia iniciativa, bloqueando así su desarro-

llo. Durante el primer mes, su comportamiento ya nos indica que necesitan tranquilidad y no excitación. Y cuando luego muestran más interés por el entorno, una cosa es hablarles y darles algunos objetos de colores, y otra obligarles a oír las 104 sinfonías de Haydn en una semana y convertir su cuna en un zoco. Respecto a los ejercicios, ya se han dado casos de bebés que han sufrido lesiones por tratarlos como artistas de circo, con la mejor intención del mundo pero demostrando usar muy poco el sentido común.

¿Y CUÁNDO PODRÉ INCORPORARLO?

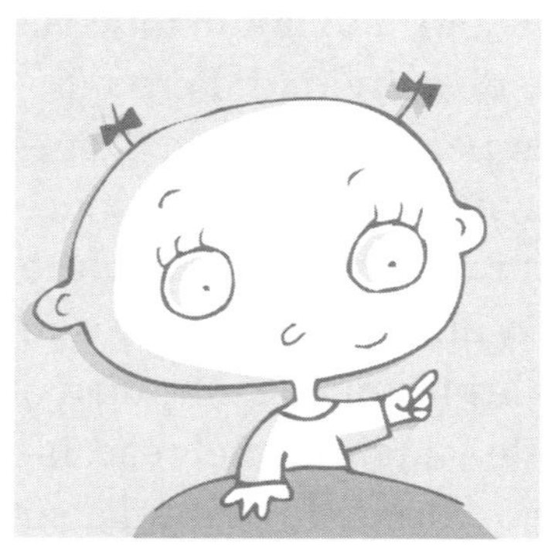

Esta me toca a mí, pues comprendo perfectamente que a las madres les dé miedo hacernos daño sin querer y piensen que sentarnos demasiado pronto puede ser malo para la espalda. Veamos, al principio no hay problema porque estamos casi todo el día durmiendo, y una cuna bien firme y plana es el mejor sitio para descansar. Pero enseguida, cuando uno ya pasa despierto más tiempo seguido, le gusta estar un poco levantado a ratos, por ejemplo en una de esas hamaquitas tan cómodas, que si no acaba harto de ver siempre el mismo techo. Poco a poco, a medida que tu hijo se haga mayor, podrás incorporarlo cada vez más. Ya verás como él mismo lo pedirá, echándose hacia delante para poder ver mejor todo lo que está pasando por ahí... hasta que llegará un día en que ya estará sentado tan tieso como vosotros. Pero si lo pones así antes de tiempo, se caerá hacia delante, o al revés, el culito le resbalará y terminará hecho un cuatro, sentado sobre la espalda o el cuello. En esa postura tan poco normal, enseguida llorará para avisarte de lo incómodo que está.

SE LES DEBE INCORPORAR A MEDIDA QUE LO PIDEN Y VAN MANTENIENDO LA POSTURA

Entonces, es facilísimo: a partir de los dos o tres meses, que ya querrá ver más cosas, estará mejor en una sillita con el respaldo un pelín levantado, y si aguanta la postura sin vencerse ni resbalar, álzalo más. Bien atado claro, no vaya a caerse, pero sin miedo a que le pase nada en la espalda, porque está demostrado que no hay peligro de hacerle daño. A los niños que tienen muy abierta la boca del estómago y están continuamente sacando bocanadas de leche, los pediatras les hacían estar sentados día y noche desde que nacían, y aunque hoy día no parece la mejor postura, aún se les pone así en algunos casos y nunca les pasa nada de nada en la espalda, o sea que ya ves.

PUEDEN IR EN SILLAS DE SEGURIDAD DESDE EL NACIMIENTO

Teniendo esto en cuenta, tampoco haría falta decir que desde el primer día de vida podemos usar esas sillitas de seguridad especiales para viajar en coche, porque las hay ya para recién nacidos. Pero como es muy importante, lo digo.

PROBLEMAS Y ENFERMEDADES

EL LLANTO: LAS TRES CLÁSICAS PREGUNTAS

El llanto es el tema sobre el que más preguntas hacen las futuras madres en los cursillos de preparación: «¿Qué debo hacer cuando llore?» «¿Cómo averiguaré lo que le pasa?» «¿No se acostumbrará mal si lo cojo en brazos?» «¿Cómo sabré si llora por una enfermedad?» Esa inquietud es totalmente lógica, porque incluso para los profesionales es a veces difícil descubrir la causa del llanto de un bebé, y en algunos aspectos, tampoco hay un acuerdo unánime sobre la actitud a adoptar ante él. Sin embargo, el problema suele acabar siendo en la práctica menor de lo que se temía, porque las respuestas a esas preguntas tienen también mucho que ver con el sentido común.

¿POR QUÉ LLORA?

Si un bebé llora es que necesita algo. Y como todavía no lo puede obtener por sí mismo ni sabe hablar, lo pide llorando. Evidentemente la cuestión es saber lo que quiere, pero entender que si el niño llora es por algo, es un principio básico que no siempre se tiene presente.

> *EL LLANTO ES UNA FORMA DE COMUNICACIÓN QUE EXPRESA UN DESEO INSATISFECHO*

Este niño quiere algo
¿De verdad?
¡No me diga!
¿Y cómo lo sabe?
Elemental, señora Watson:
Quién no llora,
no mama

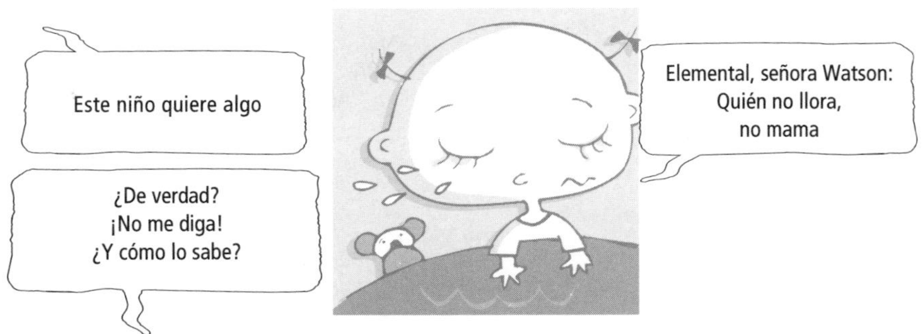

Los bebés no lloran por llorar, y si lo hacen sin lágrimas, es porque todavía no las tienen. Aunque llorar no les haga daño y les sirva para ensanchar los pulmones, lo mínimo que necesitan es un poco de solidaridad.

La mayoría de las veces, el motivo del llanto se descubre enseguida y tiene fácil remedio: quiere comer, o se está asando de calor, o puede que necesite un cambio de pañales, o la ropa le molesta, o está harto de una postura, o quiere dormir y le cuesta coger el sueño, o tiene frío (muy raro), o le gustaría un poco de compañía (muy corriente). Sólo hay que ir probando hasta dar con la solución.

CÓMO ACTUAR CUANDO EL BEBÉ LLORA

El llanto siempre expresa una necesidad del niño, que debe ser descubierta y atendida lo más pronto posible. Si no está sucio ni incómodo, lo más probable es que quiera alguna de las siguientes cosas:

COMER Ofrecerle el pecho o el biberón aunque todavía no sea la hora, pues no todos los bebés comen siempre a ritmo del reloj.

CHUPAR Muchas veces sólo necesitan chupar algo y se tranquilizan enseguida con el dedo o el chupete.

DORMIR Acostarlo en un lugar tranquilo, pero si llora mucho o al cabo de cinco minutos no se duerme, volver a cogerlo.

BRAZOS Si calla nada más cogerlo, está claro lo que quería (también tienen derecho a un poco de calor humano).

ESTÍMULO A veces se aburren y dejan de llorar al jugar un rato con ellos o tenerlos en una habitación donde haya música o movimiento.

Probar en el orden que se crea más conveniente según las circunstancias, pasando enseguida a otra cosa si sigue llorando.

¡BUAAAA! = Tengo hambre
¡BUA! ¡BUA!= Estoy incómodo
¡BUUUUUUUA! = Quiero brazos
Es muy fácil... Pronto acertarás a la primera, porque la práctica hace mucho para aprender idiomas. Y no veas lo a gusto que se quedará tu hijo al ver lo bien que le entiendes

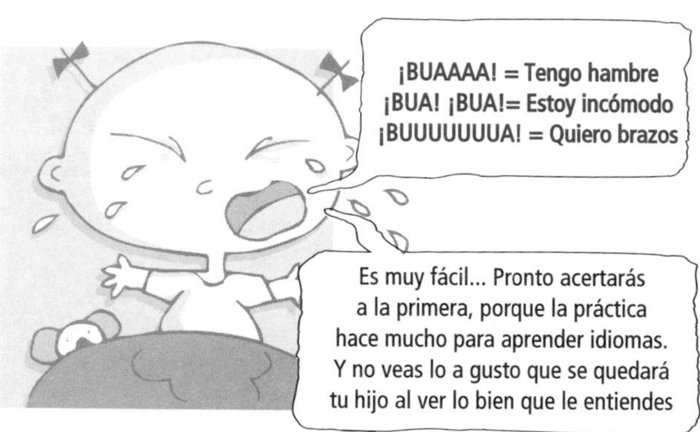

Claro que algunos niños son muy exigentes y montan un escándalo de aquí te espero ante la menor incomodidad, pero pronto descubrirás si ése es el carácter de tu hijo, y sabrás interpretar su llanto sin alarmarte pensando que algo grave le ocurre cada vez que empiece a llorar. En cualquier caso, siempre debes atenderlo inmediatamente, porque el bebé se siente amenazado cuando algo perturba su bienestar y como no ha comprobado aún que siempre acaba recuperándolo, no se le puede pedir que tenga paciencia.

POR EL MOMENTO, SE LES DEBE ATENDER INMEDIATAMENTE CUANDO LLORAN

Más adelante, irá aprendiendo a resolver algunas cosas por sí mismo o a pedir ayuda sin llorar. A partir de los dos meses, si por la noche está lloriqueando entre sueños, es mejor esperar un poco para que se acostumbre a volver a dormirse sólo. Pero con esa excepción, durante los primeros meses hay que atenderle lo más pronto posible cuando llora.

No obstante, conviene que actúes con calma y lo manipules con suavidad al intentar averiguar lo que necesita, dándole a entender con esa actitud que pronto pondrás remedio a su problema. El bebé nota el estado de ánimo de su madre por la forma en que lo trata, y su seguridad lo tranquiliza mucho.

LOS BEBÉS SE ASUSTAN CUANDO NOTAN QUE SE LES TRATA CON ANSIEDAD. MANTENER LA CALMA AL OÍRLES LLORAR, PUEDE AYUDAR A QUE CALLEN ANTES

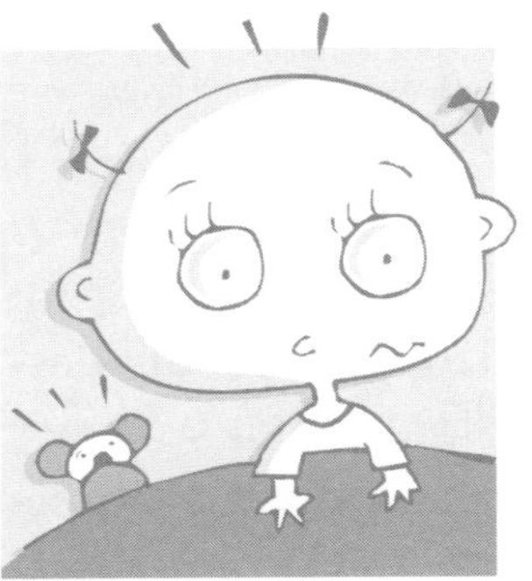

Esto es un poco de psicología, pero también es de sentido común, ¿no? Y si no, imagínate lo que sentiría un enfermo que estuviera ingresado en el hospital, y de repente todos los médicos empezasen a entrar y salir de la habitación cada cinco minutos, nerviosísimos y mirándolo con cara de preocupación y de no tener ni idea de lo que le pasa.

¿Y SI SE CALLA AL COGERLO EN BRAZOS?

Todos entendemos que cuando se hace esta pregunta, en realidad se quiere decir otra cosa. Porque si al coger a tu hijo en brazos se calla y hasta te dedica una sonrisa de oreja a oreja, es que de entrada quería precisamente eso: estar en brazos. Pero aunque es evidente que también necesitan que los acaricien y les hagan mimos de tanto en cuanto, no todo el mundo lo tiene tan claro, por desgracia para algunos niños.

SI DEJAN DE LLORAR EN BRAZOS, ES EVIDENTE LO QUE PEDÍAN... CON TODA LA RAZÓN

El temor a acostumbrarles mal lleva a veces a una situación absurda: el bebé llorando a moco tendido porque quiere compañía, y la madre sufriendo porque le gustaría cogerlo y «no puede».

Aunque, efectivamente, si lo coge en brazos se acostumbrará... a saber que hay alguien que se preocupa por él. Y ésa no es una mala forma de tratar a alguien que todavía no sabe muy bien dónde ha aterrizado.

Educar adecuadamente a los niños supone mantener un delicado equilibrio entre tolerancia y disciplina, entre el afecto y los límites que necesariamente deben ir marcándose, pero si se entiende lo que significa el llanto de los bebés, no tiene justificación alguna dejarles llorando en nombre de ningún principio pedagógico. Esto cambia cuando el niño se va haciendo mayor, y no llora para expresar una necesidad sino para conseguir imponer su voluntad. Es decir, cuando el llanto deja de ser una señal de alarma para convertirse en un arma, lo cual suele ocurrir cuando comprueba que «por no oírle llorar» sus padres ceden, y le consienten aquello que previamente le habían negado. Si tienen razón, hay que dársela antes de que armen la de san Quintín, y por el momento, siempre que lloran están cargados de razón.

Sin embargo, y por seguir con el símbolo bélico, cogerlos en brazos es un arma de doble filo que se puede volver contra todos. Porque si en vez de tratar de averiguar lo que está pidiendo, se le coge en brazos o se le acuna sólo para que se calle, el bebé puede acostumbrarse y exigir ese contacto cada vez que esté inquieto o quiera dormir, con lo que es fácil que acabemos llevándolo a cuestas todo el día y que él no esté recibiendo lo que necesitaba. Es decir, algo parecido a lo que sucede cuando los auténticos deseos de un niño se solucionan comprándole juguetes para que calle. Puede conformarse de momento, pero cada vez querrá más y nunca estará satisfecho, pues lo que de verdad pide y necesita es seguridad, comprensión y afecto.

NO HAY QUE COGERLOS PARA QUE CALLEN
SINO PARA AVERIGUAR LO QUE PIDEN

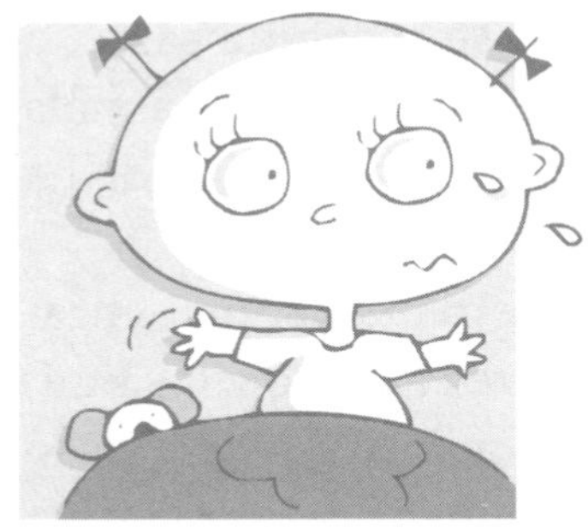

Todo lo que sea movimiento y balanceo nos suele hacer dormir porque nos recuerda el viaje, que sólo te despiertas si pillas algún bache. Pero a lo mejor lloramos por otra cosa, y tampoco es lógico pretender que un niño de dos meses se pase el día durmiendo, digo yo. Y si en cuanto abre la boca se le acuna hasta dormirle, el pobre se quedará con las ganas de hacer otras cosas, con lo que pronto se pondrá a llorar otra vez, y vuelta a los brazos para que se calle, y así todo el día.

En cambio, cuando cojas a tu hijo para descubrir lo que está tratando de decirte, no hay peligro de acostumbrarlo mal. Durante el primer mes, si no tiene hambre ni está sucio, lo más probable es que sólo quiera brazos, pero pronto puede preferir que lo sientes en tu falda y juegues con él, que le cantes o le pongas un poco de música, o que lo dejes en la tumbona incorporado para ver un poco de movimiento a su alrededor. Pero si lo que pide es calma y calor humano, es eso lo que has de darle, sin la menor duda ni temor.

¿NO LLORARÁ POR ALGO MALO?

Dando por sentado que ya es «algo malo» tener hambre o sentirse más solo que la una, está claro cuál es el sentido de esta pregunta, que surge cuando no se encuentra explicación ni remedio al llanto del bebé y se plantea la posibilidad de que le duela algo o esté enfermo.

Ni para el pediatra es siempre fácil descartar esta posibilidad. Pero en muchas ocasiones, las mismas madres se dan cuenta de que el niño está enfermo porque llora de una forma distinta, o lo intuyen al detectar cambios muy sutiles en su aspecto y comportamiento, y aunque no sepan explicar muy bien el porqué, saben que algo malo le ocurre.

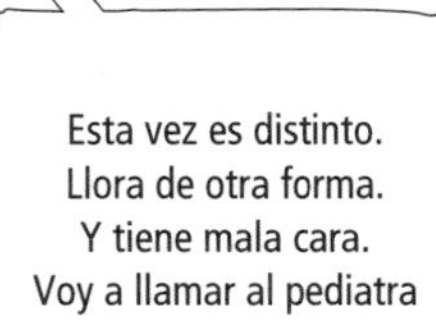

Buaaa... mmm... buua.
Estoy malito...
Suerte que las mamás
se enteran enseguida

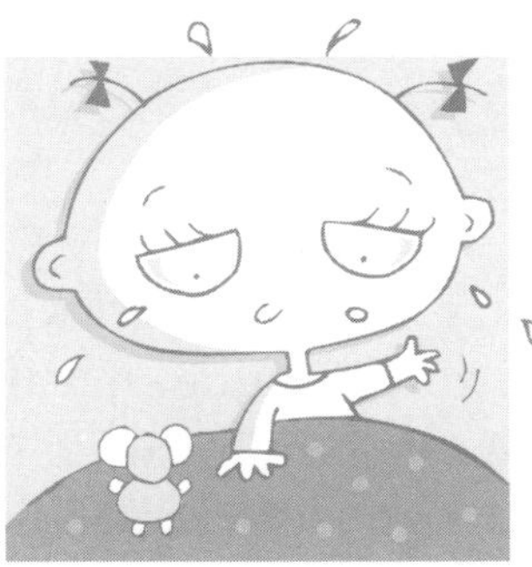

EL LLANTO DE UN BEBÉ ENFERMO SUELE SER DIFERENTE Y CASI SIEMPRE VA ACOMPAÑADO POR OTROS SIGNOS DE ALARMA

Pocas veces es necesario recurrir a esa especie de sexto sentido, porque si además de llorar tiene fiebre, o vómitos o diarrea, o le cuesta respirar, es evidente que necesita ir al pediatra, y con más motivo si parece muy somnoliento o tiene mal color o se ha saltado más de dos tomas. La mayoría de enfermedades avisan con señales así, que se detallan al final de este capítulo, pero incluso cuando sólo les causan dolor, las madres suelen notar que el llanto es distinto. Y a veces encuentran y remedian ellas mismas el problema.

DESNUDARLOS BASTA A VECES PARA DESCUBRIR LO QUE LES HACE LLORAR

Porque si el bebé empieza a llorar de forma brusca y violenta, conviene desnudarlo completamente y observarlo con detenimiento. Puede haberse pinchado con algo, o quizá la pinza del ombligo se le ha puesto de punta y le aprieta. Más raro, aunque también posible, es que tenga un bulto en la ingle porque se haya herniado. Pero si no se encuentra nada y el niño no cesa de llorar, hay que consultar con el pediatra aunque no hayan otros signos de alerta, pues el llanto es a veces el único signo de algunas enfermedades, como por ejemplo las otitis, y tampoco es prudente atribuirlo todo a los gases.

AUNQUE PAREZCA QUE LES DUELA LA BARRIGA Y TENGAN GASES NO SIEMPRE ES ÉSA LA CAUSA DE SU LLANTO

Cuando un bebé llora, puede encoger las piernas y dar la sensación de que le duele el vientre, aunque en realidad sólo tenga hambre, o sueño, o ganas de estar en brazos, o el dolor venga de los oídos. Y a pesar de que tenga gases, quizá llore por otra cosa. De hecho, los gases son a veces más la consecuencia que la causa de su problema, porque tragan mucho aire cuando lloran y si lo hacen con mucha energía, tampoco es raro que con los esfuerzos del llanto se les escapen algunas ventosidades.

En todo caso, el pediatra es quien debe decir lo que les ocurre. Si no hay otros signos de alarma, lo más probable es que no se haya interpretado correctamente lo que pedían, y si no lo obtienen pronto, algunos se enfadan tanto que luego ya no saben ni lo que quieren y no hay forma de calmarlos. Otros pueden padecer un cólico del lactante, del que ahora se hablará, que tampoco es propiamente una enfermedad. Pero en todo caso, cuando un bebé no para de llorar es que le pasa algo, y tanto él como sus padres necesitan ayuda con cierta urgencia, muy especialmente si el llanto es más débil de lo habitual o se le ve apagado.

EL LLANTO DÉBIL ES SIEMPRE MÁS ALARMANTE QUE EL VIGOROSO

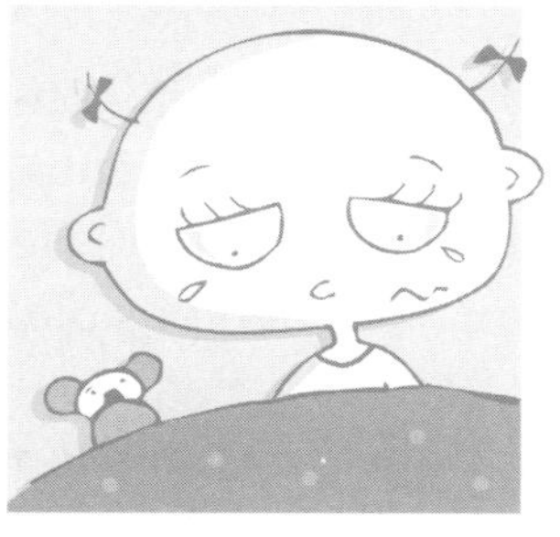

Cuando lloramos fuerte y con ganas, lo más corriente es que no tengamos nada muy grave, que cuando nos oyen bramar así, los pediatras siempre hacen la misma bromita: «Bueno, al menos de los pulmones, parece que está bien». En cambio, se ponen mucho más serios si un bebé llora gimiendo con poca fuerza y con pena, porque eso es peor señal, sobre todo cuando el pobre está además paliducho y parece que no se entera de nada.

EL FAMOSO «CÓLICO DEL LACTANTE»

–Pues algo tendrá, porque cada día es peor. Como un reloj, a las siete empieza a llorar, y ni pecho, ni chupete, ni brazos, ni nada de nada. Hoy no hemos pegado ojo hasta las cuatro de la mañana.

–Bueno... He dicho que el niño está muy bien, no que no le pase nada. Creo que tiene un cólico del lactante.

–Entonces, es la barriga, claro. Ya decía yo...

–No, no. El nombre viene de que antes se creía que eran retortijones, pero hoy ya no pensamos lo mismo. **El cólico del lactante es un problema muy frecuente en los bebés, que les hace llorar más de la cuenta sin un motivo aparente.** Suele empezar **a partir de la primera semana de vida,** y aunque puede ser en cualquier momento, es típico que el llanto se inicie cada día **a la misma hora, a menudo al atardecer.** Y si nadie lo remedia, no mejoran **hasta el cuarto mes.**

–¿Y vamos a tener que seguir igual tres meses más? ¿No se puede hacer nada?

–Se trata de encontrar la causa. **Algunos niños lloran realmente por dolor,** por culpa de los gases, o porque la leche les repite y tienen ardor, o incluso quizá por alergia a la leche de vaca o a algún otro alimento que tome la madre, aunque esto es bastante raro. **También pueden estar más nerviosos si la madre abusa de café o bebidas con cola, o toma ciertos medicamentos. Y por descontado, muchas veces el problema es que los padres no saben entender lo que el bebé pide llorando,** tal como ya hemos indicado anteriormente. **Pero el auténtico cólico del lactante es debido a que la ansiedad es contagiosa,** o al menos eso creo yo.

–¿Ansiedad contagiosa?

–Sí. Es normal preocuparse al oír llorar a un bebé, pero sólo por la forma de cogerlos y de hablarles ellos saben cómo estamos, y algunos **son muy sensibles y se alteran mucho cuando notan que su madre está nerviosa...** y ya tenemos una pescadilla que se muerde la cola: el llanto del niño angustia a la madre, que en vez de tratar de averiguar con calma lo que le está pidiendo piensa que puede estar enfermo y trata de calmarlo con prisas, pero al notar esa ansiedad, el bebé se siente inseguro y llora aún más, con lo que entramos en un círculo vicioso absolutamente lógico.

–Ya... pero ¿por qué empieza a llorar? ¿Y por qué es casi siempre a la misma hora?

–Algunos especialistas dicen que a esos niños **les entra al atardecer una especie de angustia vital,** aunque también entonces **las madres están más cansadas... o asustadas** pensando en lo que se les viene encima, con lo que en cuanto el niño lloriquea un poco, ya se ponen fatal.

–Desde luego, me desespera oírle llorar así. ¿Y no se le puede dar nada para calmarle?

–Ningún medicamento suele solucionarlo, mientras que sólo con entender lo que les ocurre mejoran muchísimo. Porque para ayudar a alguien que está angustiado **hay que procurar tranquilizarlo y acompañarlo** en ese mal momento que está pasando, mientras que si nos ponemos más nerviosos que él o nos empeñamos en que deje de llorar inmediatamente, lo normal es que aún se agobie más. De modo que hay que actuar **con calma, sin prisas, aceptando que el niño llore.** Y consolarlo con caricias o palmaditas cariñosas, diciéndole: «Venga..., tranquilo, que ya sé que te lo estás pasando mal, pero pronto acabará..., no pasa nada..., venga». De todas formas, cuando empiece a llorar, primero hay que mirar si está sucio o tiene hambre o sólo necesita contacto físico, pero siempre con tranquilidad, **tratando de transmitirle seguridad.**

–¿Y esto funciona?

–A veces parece mágico... aunque es fundamental **estar convencidos de que el niño no tiene ninguna enfermedad y, sobre todo, no ponerse nerviosos.** También es útil **adelantarse a los acontecimientos y salir a dar un paseo** antes de que llegue la hora fatídica, porque a lo mejor así la pasa dormido. Y hay que **obtener ayuda** para compartir los cuidados del niño durante ese rato y también el resto del día para poder llegar descansados y afrontar el trance con buen ánimo. Pero actuando como he recomendado, hoy mismo pueden mejorar mucho las cosas.

CÓMO AYUDAR A UN NIÑO CON CÓLICO DEL LACTANTE

- Anticiparse al problema

  Salir a pasear un poco antes de la hora en que empezó a llorar el día anterior puede servir para que el niño pase dormido ese mal momento.

- Comprobar que no llore por otra cosa

  También es posible que esté incómodo, o sólo necesite comer, o el chupete, o un cambio de pañales, o un poco de compañía.

- Actuar con calma

  Moverse sin precipitación, cogiéndolo y hablándole con suavidad, tratando de transmitirle seguridad y confianza.

- Acompañarlo

  Aunque sólo sea ansiedad, lo está pasando mal y una actitud comprensiva puede aliviarle mucho.

- Aceptar que llore

  No está enfermo sino angustiado, y ponerse nerviosos y empeñarse en que se calle enseguida suele empeorar las cosas.

- Descansar y tener colaboración

  Es difícil mantenerse tranquilo cuando se está agotado, y turnarse es imprescindible si ya se ha perdido la calma.

LA LECHE Y LAS ENFERMEDADES

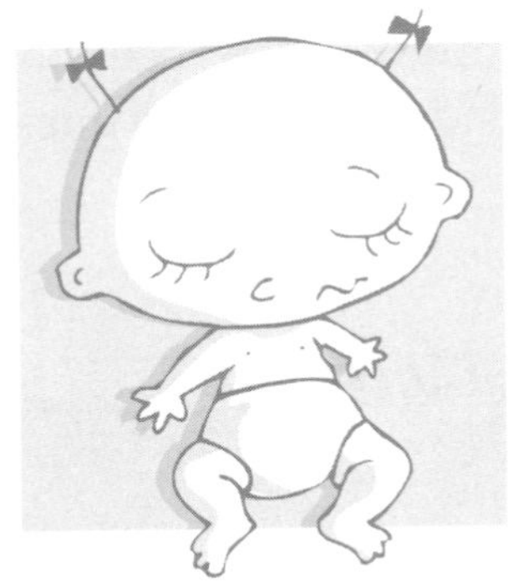

Yo no sé demasiado de enfermedades pero soy especialista en leche, y estoy convencido de que no tiene ni la milésima parte de las culpas que se le echan. Aunque, claro, cuando alguien no se encuentra bien siempre piensa en que le ha sentado mal la comida, y como nosotros sólo tomamos leche, pues ya se sabe quién se las va a cargar.

La historia es casi siempre la misma: «Te digo que le sienta mal la leche. Le están saliendo unos granitos en la cara. Y hace las cacas con grumos. Y ayer vomitó una vez. Y está un poco llorón. Y tiene el culito algo irritado. Todo por culpa de la leche. Te lo digo yo, que soy tu madre. Es la leche».

ES FÁCIL ATRIBUIR GRATUITAMENTE A LA LECHE
CUALQUIER PROBLEMA DE LOS LACTANTES

Con lo que, si el bebé toma biberones, a veces se empieza a probar al tuntún con otras marcas y el pobre se vuelve loco con tanto cambio. O aún peor, se los preparan con menos medidas de la cuenta para rebajarlos porque piensan que la leche es demasiado fuerte, y resulta que por tener un poco escocido el culito o por cuatro granillos propios y normales de su juventud, van y lo ponen a dieta. Y ya no digo nada si está con pecho, y alguien convence a la madre de que su leche es mala, y el chico se queda sin mamar y encima con los mismos granitos o lo que fuera.

ALGUNOS BEBÉS PUEDEN NECESITAR LECHES ESPECIALES,
PERO NO SE DEBEN HACER CAMBIOS
Y MENOS SUSPENDER LA LACTANCIA MATERNA
SIN CONSULTAR CON EL PEDIATRA

Por descontado, eso no significa que la leche no pueda ser responsable de algunas enfermedades. Por ejemplo, hay niños que se vuelven alérgicos a la leche de vaca de los biberones y les sale una urticaria o les dan vómitos y diarreas por su culpa. Pero con el pecho, a menos que su mamá tome medicamentos que pasen a la leche y sean malos para él, es casi imposible que le ocurra nada. Bueno, he de reconocer que a algunos bebés les da más fuerte de lo corriente la ictericia de los primeros días, por no sé qué hormona de la leche de sus madres, pero eso no es malo y sólo puede dar dolor de cabeza... a los pediatras. Porque a veces han de hacer alguna prueba para estar seguros de que uno no esté tan amarillo por otra cosa. Y no me extrañaría nada que cualquier día descubrieran que ese tipo de ictericia es hasta buena.[1]

En fin: que todo es posible, pero siempre debe ser el pediatra quien diga si la leche tiene algo que ver con los males de tu hijo y es necesario darle una especial para solucionarlos.

LA COSTRA LÁCTEA... ¿O DEL LACTANTE?

La costra del lactante es una especie de **capa blanquecina que sale en la cabeza** de muchos bebés, **formando a veces unas escamas aceitosas y amarillentas** de aspecto desagradable. Durante mucho tiempo se le ha llamado costra «láctea», y no es extraño que ese nombre, aún ahora utilizado por la fuerza de la costumbre, induzca a creer que la leche tiene alguna relación con ella, cuando no es así.

1. Hace poco han averiguado que la bilirrubina, aparte de ser peligrosa cuando sube muchísimo y de ponernos amarillos, protege nuestras células cerebrales frente a radicales libres y agentes que las podrían lesionar.

LA MAL LLAMADA «COSTRA LÁCTEA»
NO TIENE QUE VER CON LA LECHE

Generalmente, la costra sólo **es debida al efecto de las hormonas sexuales maternas que pasan al niño durante el embarazo**. En algunos casos, **puede desaparecer con sólo lavarle toda la cabeza tranquilamente** con un champú suave normal. Pero «toda» la cabeza y «tranquilamente», es decir, incluyendo la fontanela, pues al no lavarla con naturalidad, a menudo es ésa la única zona afectada.

Si las costras son muy gruesas y se resisten, el remedio es también sencillo: una hora antes del baño se untan bien con vaselina, con lo cual se van reblandeciendo, y tras lavar y secar sin frotar la cabeza, es fácil sacarlas pasando un cepillo. Por el contrario, **si se impregnan con aceites o ungüentos después del baño**, aunque de momento también desaparecen, **luego vuelven a brotar con más fuerza**.

LA COSTRA LÁCTEA SUELE ELIMINARSE FÁCILMENTE
SI ANTES DEL BAÑO SE REBLANDECE CON VASELINA

Esto puede repetirse durante unos días, pero **si no se soluciona o reaparece continuamente**, el pediatra recomendará usar algún champú especial o ponerle un medicamento en forma de loción o crema, pues hay ocasiones en las que la costra del lactante **puede ser la manifestación de un problema general de la piel del bebé**. El más común es la seborrea, y en ese caso, es muy probable que el niño tenga además enrojecimientos en el cuerpo, especialmente en la zona del pañal, en las axilas, detrás de las orejas y en otros pliegues de la piel. Y también es fácil que el padre o la madre ya conozcan el problema, porque es hereditario.

¿DIARREAS?

La leche aparece a menudo relacionada con las diarreas del bebé, sobre todo porque su tratamiento supone cambios temporales en la alimentación, que pueden incluir el uso de una leche especial e incluso la suspensión de la lactancia materna durante unas horas. Pero también se la responsabiliza erróneamente de diarreas... y de falsas diarreas.

Por eso, antes de hablar de diarreas, conviene recordar cómo son las heces normales de un bebé.

LAS DEPOSICIONES DEL BEBÉ

• Aspecto

La primera deposición de los recién nacidos **es el «meconio», una pasta pegajosa y espesa** de color verde muy oscuro, casi negra, que no acaban de eliminar del todo hasta el cuarto o quinto día, con lo que **durante la primera semana hacen las llamadas «heces de transición» que todavía contienen restos de ese material** mezclados con grumos amarillentos y verdosos.

A partir de entonces, el aspecto depende del tipo de alimentación que reciban. **Con lactancia materna, parecen una mayonesa cortada,** amarillentas y desligadas o grumosas, aunque también es normal que sean verdes o marrones y que lleven algo de moco, sobre todo al principio. En cambio, **con biberón suelen tener más forma, y son como pomada**.

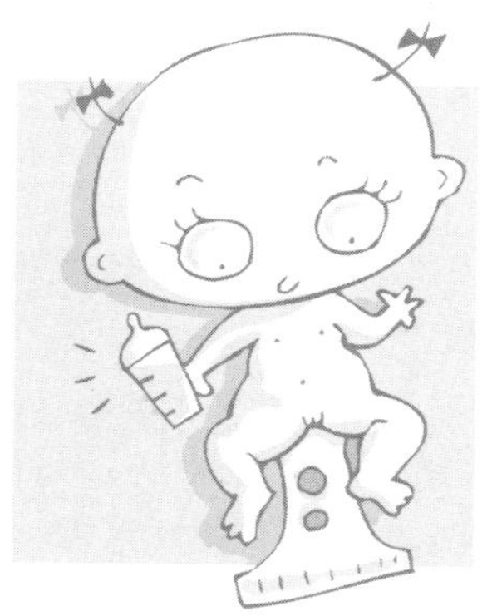

Reconozco que tomando biberón las cacas son más monas, pero eso sólo demuestra lo mucho que cuidan los comerciantes la cosa de la presentación, mientras que la naturaleza no se preocupa de las apariencias porque no ha de convencer a nadie.

- Color

Durante la primera semana, **va disminuyendo el color negro debido al meconio**, mezclándose con los que **luego serán habituales: amarillos, marrones o verdosos.**

El color verde tiene muy mala fama, porque en otras épocas, una diarrea líquida de ese color anunciaba una deshidratación inminente, y entonces era una de las principales causas de mortalidad infantil. Pero **si la consistencia de las heces es la normal** (en este caso bastante desligada o grumosa), **el color verde no es alarmante.**

El único color siempre anormal en las heces es el rojo, y a veces el blanco y el negro. El color rojo suele ser debido a sangre, y aunque el bebé quizá sólo tenga una fisura en el ano, debe ser valorado por el pediatra. **El blanco, si se acompaña de orinas de color marrón u oscuro** o de ictericia, **puede ser el síntoma de una enfermedad del hígado. Y si más allá de los primeros días de vida**, cuando ya han eliminado totalmente el meconio **las heces tienen un aspecto negro** y alquitranado, seguramente **contienen sangre digerida procedente de una hemorragia** que puede haberse producido en las partes más altas del tubo digestivo, y evidentemente, se debe avisar al pediatra.

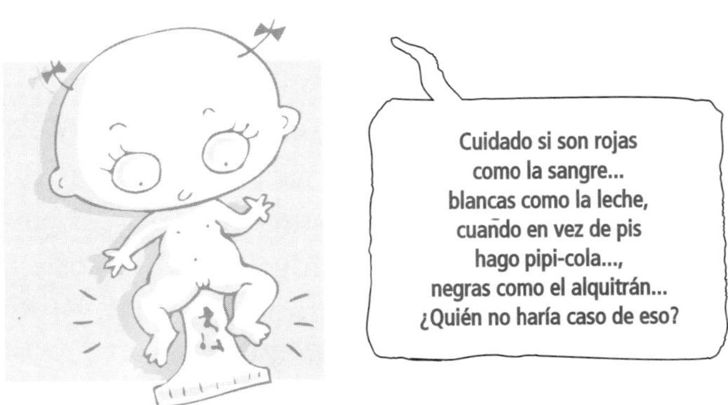

- Número

Con el pecho, pueden ensuciar los pañales después de cada toma, es decir, unas **seis o siete veces al día o más**, porque la llegada de alimento al estómago ocasiona el movimiento y vaciado del intestino gracias a un reflejo (gastro-cólico), que es también responsable de los característicos «ruidos de tripas» que tan a menudo se oyen cuando maman (lo mismo que les ocurre a muchos adultos con el café con leche de la mañana).

Al pasar el tiempo, el intestino del bebé absorbe mejor el contenido de la leche, y **a partir del mes y medio es frecuente que ya sólo hagan una o dos diarias**.

Tomando biberón siempre suelen hacer menos, dos o tres al día, o ni siquiera una diaria.

MAMANDO, LAS HECES SUELEN SER FRECUENTES Y DESLIGADAS, AMARILLENTAS O VERDOSAS, Y A VECES LLEVAN ALGO DE MOCO

Y LAS AUTÉNTICAS DIARREAS

La mayoría de diarreas son de origen infeccioso y resultan bastante frecuentes cuando el niño empieza a ir a la guardería, pero antes son más raras, especialmente en los bebés alimentados al pecho, porque **la leche materna protege de forma particular contra las diarreas agudas**. Sin embargo, son tanto más peligrosas cuanto menor es el niño, y conviene pues saber ya lo necesario sobre ellas.

La diarrea se puede definir como una disminución en la consistencia de las heces, normalmente acompañada de un aumento en su frecuencia. Pero mientras que en los bebés y niños mayorcitos es fácil saber que tienen diarrea porque sus deposiciones normales son por lo menos pastosas y raras veces hacen más de dos o tres al día, no siempre es tan fácil de reconocer en los bebés alimentados al pecho, que siempre las hacen bastante desligadas y muy a menudo.

En cualquier caso, siempre es la **variación respecto a lo habi-**

tual, la que permite detectar el problema. Y cuando las deposiciones todavía se hacen más frecuentes y líquidas de lo que ya eran, podemos pensar que el niño tiene diarrea.

LA DISMINUCIÓN DE LA CONSISTENCIA DE LAS DEPOSICIONES Y EL AUMENTO DE SU NÚMERO RESPECTO A LO QUE ERA HABITUAL EN EL BEBÉ DEBE HACER SOSPECHAR QUE TIENE DIARREA

Desde luego, a veces es evidente que el bebé tiene diarrea y **se debe consultar urgentemente con el pediatra si las deposiciones son líquidas y continuas**. Y con más prisa aún si rechaza su alimento y tiene vómitos, pues cuando además de perder por la diarrea no le entra nada por la boca o también pierde vomitando, **puede deshidratarse muy rápidamente**. Si parece muy somnoliento, o al revés, se muestra extremadamente irritable y llorón, es posible que ésos sean ya los primeros síntomas de deshidratación.

LAS DIARREAS AGUDAS DEL BEBÉ SON SIEMPRE UNA URGENCIA, ESPECIALMENTE SI SE ACOMPAÑAN DE RECHAZO DE ALIMENTO O VÓMITOS O SE LE VE MUY DECAÍDO O IRRITABLE

El principal objetivo del tratamiento de un niño con diarrea aguda no es cortarla como sea, sino evitar que se deshidrate, dándole el agua y las sales que necesita a diario y las que está perdiendo ahora. La diarrea (como la tos), tiene una misión defensiva, pues con ella se eliminan los microbios que han infectado el intestino (o las vías respiratorias) del bebé, y en la mayoría de casos, son virus que su propio organismo será capaz de destruir en unos días sin necesidad de medicamentos. **Es un problema pasajero, y sólo se trata de impedir que le llegue a deshidratar, y de que también se vaya alimentando lo mejor posible durante esos días**. Por lo general, y a medida que ellos mismos lo van pidiendo, se les da de mamar de manera normal, aunque si están con biberones, a veces se recurre a leches especiales para evitar problemas que en esas circunstancias pueden causarles las leches normales.

Todo esto es asunto del pediatra y hoy día es muy raro no poder contactar telefónicamente con él en unos minutos, o no disponer de un servicio de urgencias relativamente cercano. Pero si esa remota posibilidad puede darse, es necesario recibir instrucciones previas respecto a la actitud a seguir ante una diarrea, y **conviene tener en casa el preparado de glucosa y sales que el pediatra recomiende**.

SI TIENE DIARREA,
Y SÓLO CUANDO SEA IMPOSIBLE HABLAR
CON EL PEDIATRA...

- Si está con lactancia materna: Seguir poniéndolo al pecho (aunque es probable que lo rechace) y ofrecerle además todo el suero o agua de arroz que quiera.
- Si está con lactancia artificial: Sustituir el biberón por el mismo volumen de suero o agua de arroz y dejarle tomar tantos como quiera.
- Si además vomita: No permitirle tomar mucha cantidad de una vez, sino ofrecerle muy poco pero a menudo, por ejemplo no más de diez mililitros cada cinco minutos. Esto, que apenas parece nada, supondría litro y medio de líquido al día, y sería demasiado para la mayoría de bebés de menos de cuatro meses aunque ya estuvieran un poco deshidratados, pero se trata de «ofrecer», no de obligar al niño a tomar esa cantidad, y además, pronto se ajustará mejor la cantidad o se le dará por otra vía, porque...
- En todo caso, se debe acudir lo antes posible al servicio de urgencias más próximo.

¿ESTREÑIMIENTO?

Éste es uno de los «problemas» más corrientes de los bebés. Y lo de «problemas» va entrecomillado porque mucho más frecuentes que el estreñimiento son algunas pequeñas dificultades a la hora de evacuar y el falso estreñimiento. Y cosa rara, las culpas se las suele llevar la leche, aunque en este caso le toca a la artificial.

EL FALSO ESTREÑIMIENTO

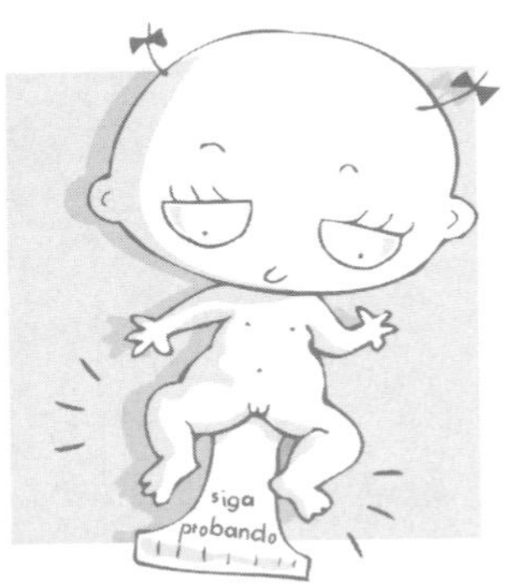

Cuando un niño lleva dos o tres días sin defecar, parece lógico pensar que va estreñido, y ése es uno de los inconvenientes clásicamente aceptados de la leche artificial. Sin embargo, **el estreñimiento se define como un «trastorno de la defecación en que ésta se hace difícil, poco frecuente, y con expulsión de heces duras y escasas».** Es decir que cuando un bebé tiene realmente estreñimiento, aparte de hacer menos veces, las pasa moradas para acabar sacando cuatro bolitas tipo cabra... o un enorme pedrusco. Y por tanto, **aunque no ensucie a diario, si al final va blando y sin problemas, no tiene estreñimiento**, ni hay que darle (ni meterle) nada de nada.

TOMANDO BIBERÓN, ES NORMAL QUE LAS DEPOSICIONES SEAN MUCHO MENOS FRECUENTES Y SI VAN EVACUANDO SIN DIFICULTADES Y EN CANTIDAD ADECUADA, NO DEBE HACERSE NADA

No parece que sea un detalle intencionado por parte de los fabricantes de leches para compensar su precio, pero la verdad es que, tomando biberón, sólo defecan cada dos o tres días, y mientras las heces no sean «duras, escasas y difíciles de expulsar», menos gasto en pañales, que tampoco son gratis.

Con el pecho también hay niños que en vez de cinco o seis pequeñas hacen una sola grande y blanda. Y aunque **evacuar menos de tres veces diarias a partir del tercer día de vida puede ser señal de que no están mamando lo suficiente**, es muy normal que alrededor del mes y medio sólo lo hagan uno o dos veces al día.

PEQUEÑAS DIFICULTADES

Algunos bebés han de esforzarse mucho para defecar, aunque luego sus heces resulten ser bastante blandas, **porque les cuesta relajar el ano**. Antiguamente se les ayudaba introduciéndoles el cabo de una cerilla mojada en aceite, o una ramita de perejil. Hoy se suele hacer con la punta de un termómetro untado de vaselina (peligroso si se mete más de un centímetro y medio), o un supositorio de glicerina, que antes de entrar completamente ya les dilata el ano y les hace evacuar. Como solución de emergencia podría ser aceptable, pero esos recursos son pan para hoy y hambre para mañana pues no se trata de provocar la defecación sino de ayudarles a que lo hagan por sí mismos.

NO CONVIENE ABUSAR DE LOS SUPOSITORIOS DE GLICERINA Y LA MEJOR AYUDA ES UNA BUENA POSTURA

Evacuar echados en la cama es mucho más difícil que en cuclillas. De modo que cuando un bebé se pone a apretar, con la cara como un pimiento y los ojos casi vueltos del revés por el esfuerzo, es bueno **doblarle las piernas encima de la barriga,** para que le sea más sencillo abrir el ano y empujar. O casi mejor, **ponerle de pie** recostado sobre el hombro de la madre, **aguantándole los pies con una mano** y dándole así un punto de apoyo que le permita aplicar toda su fuerza donde debe.

Y EL VERDADERO ESTREÑIMIENTO

Así pues, con la lactancia artificial es normal que tarden hasta tres días en evacuar, y una buena postura les ayuda a vencer pequeñas dificultades. Pero algunas veces tienen realmente estreñimiento.

Y como este asunto nos afecta bastante, voy a tomar el relevo. Si tu hijo va duro de verdad, es mejor no empezar a hacer pruebas con zumo de naranja ni hierbas, ni a ponerle supositorios o cualquiera de las trescientas mil cosas que seguramente oirás por ahí. No digo que no sirvan para nada, pero el auténtico estreñimiento, además del incordio, también puede ser debido a alguna enfermedad, y bien merecerá una consulta con el pediatra, no vaya a ser que el pobre crío tenga un problema y andes perdiendo el tiempo con zumitos. Aparte de enfermedades raras, si un niño come poco también hará pocas cacas, y lo que necesita no es precisamente que le den hierbecitas o le metan un trozo de perejil en salva sea la parte.

EL ESTREÑIMIENTO SIEMPRE DEBE SER VALORADO Y TRATADO POR EL PEDIATRA

A algunos bebés estreñidos no les encuentran nada, y les mandan un poco de zumo de naranja. En principio, yo no lo veo muy claro. Primero, porque hasta los cuatro meses no debiéramos tomar más que leche, ¿no? Y segundo, porque a lo mejor te hace efecto porque te sienta como un tiro y, francamente, el sistema me parece un pelín bestia. Pero, en fin, el caso es que casi todos los pediatras lo recomiendan, y que yo sepa, nunca ha pasado nada. Y hasta puede que sea lo mejor cuando un bebé va estreñido de veras y se lo dan con la pulpa, porque eso sí que sirve para ablandar las cacas.

Tampoco soy muy entusiasta de las infusiones, tan de moda por eso de que son naturales, pero también el ricino parece una inocente semilla y es un purgante de lo más peligroso. Y aunque hay hierbas inofensivas, a veces ayuda más el agua con que se preparan que la propia plantita.

LA FALTA DE AGUA POR UNA PREPARACIÓN INCORRECTA DE LOS BIBERONES O POR PONERLES POCO AL PECHO ES UNA CAUSA MUY FRECUENTE DE ESTREÑIMIENTO

Una de las primeras cosas que mandan los pediatras cuando un bebé va estreñido, es ofrecerle un poco de agua extra, pues a lo mejor hace las cacas tan duras porque no va muy sobrado de agua, y lógicamente, para aprovecharla toda, las deja secas. Claro que a lo mejor sólo necesita mamar más a menudo, porque eso también es beber más agua, y si está con biberones, valdrá la pena asegurarse de que se estén preparando bien, o sea, treinta mililitros de agua por cada medida rasa de leche, sin apretarla ni poner primero el polvo y luego añadir el agua, sino al revés.

En fin, si va estreñido, al pediatra enseguida. Porque además, por no llevarlo a tiempo, puede ocurrir que un día las cacas sean tan duras que le hagan una fisura en el ano que sangrará y le dolerá mucho cada vez que intente hacer caca, con lo cual se aguantará todo lo que pueda. Y entonces, las cacas que ya estaban a punto de salir, se irán secando y haciéndose más duras, y aún le dolerán más y le haran más grande la fisura cuando no tenga más remedio que hacerlas... y vas a tener que llevarle al pediatra igual...

EL ESTREÑIMIENTO PUEDE SER PRIMERO LA CAUSA Y LUEGO LA CONSECUENCIA DE UNA FISURA EN EL ANO

VÓMITOS... ¿O REGURGITACIONES?

Aunque a veces se confundan, las regurgitaciones y los vómitos tienen muy poco que ver. **El vómito sale con fuerza de una sola vez, y suele ser abundante y acompañarse de náuseas y molestias** que hacen llorar o poner mala cara a los bebés, mientras que **cuando regurgitan sacan sin la menor señal de incomodidad pequeñas bocanadas de leche.**

VÓMITOS

Al revés de lo que ocurre habitualmente con los adultos, los niños en general y los bebés en particular, suelen vomitar con relativa facilidad y por menos de nada. Pero también lo hacen a causa de una gran variedad de trastornos que no siempre se localizan en el estómago, y es bastante arriesgado pensar que el bebé sólo se ha empachado, echándole las culpas a la comida, para variar.

¿Y para qué vas a molestar al pediatra por un vulgar empacho?
Sí, sí... un empacho. Lo que tengo es una EHP. O sea, una Estenosis Hipertrófica de Píloro, nada menos. Es decir, la salida del Estómago Haciéndose Pequeña

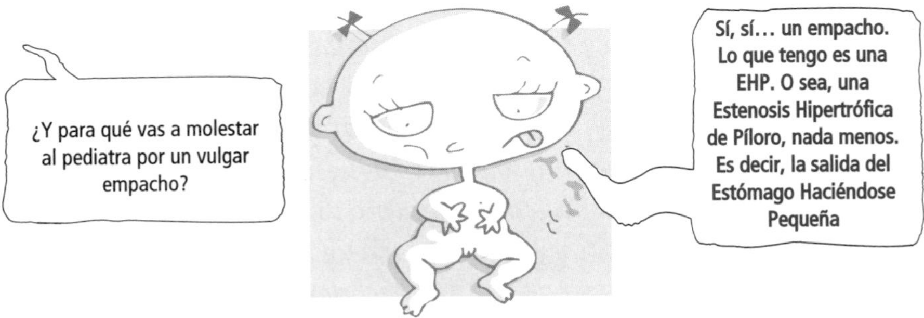

Vomitar una o dos veces, no tiene mayor importancia si el niño parece estar bien. Quizá sólo haya comido demasiado o haya tragado mucho aire. En ese caso, el vómito ha cumplido con su función y le ha ido estupendamente. De hecho, **es muy normal que durante el primer día vomiten un poco para limpiar su estómago** de las mucosidades y secreciones que han tragado durante el embarazo. Pero cuando empiezan a vomitar más seguido, hay que avisar al pediatra, y con más motivo si existe cualquier otro signo de enfermedad.

*SI VOMITAN REPETIDAMENTE,
HAY QUE CONSULTAR ENSEGUIDA CON EL PEDIATRA*

Los vómitos repetidos pueden ser, por ejemplo, el síntoma de una obstrucción en la salida del estómago que no suele manifestarse hasta las dos o tres semanas de vida, o de una infección de orina, o de una otitis, o acompañar a una diarrea. Pero **independientemente de su causa, los vómitos ponen a los bebés en un riesgo de deshidratación casi mayor que cuando sólo tienen diarrea**, porque en este último caso se les puede hacer tomar lo que necesitan y pierden, mientras que si no les aguanta nada en el estómago es imprescindible recurrir a los sueros intravenosos.

Y al margen de la existencia de otras señales generales de alerta, **un vómito amarillo-verdoso o con sangre** también es una urgencia. En el primer caso, el vómito se vuelve verde porque contiene bilis, y en el recién nacido eso **obliga a descartar una obstrucción intestinal**. La sangre, normalmente roja pero que al ser digerida se ve en el vómito como algo parecido a los posos del café, quizás haya sido tragada en el parto o proceda del pezón de la madre, o incluso de la nariz si el bebé está resfriado, pero también **puede ser el aviso de un problema mayor**.

UN SOLO VÓMITO VERDOSO O CON SANGRE (ROJO O NEGRUZCO) ES TAMBIÉN MOTIVO DE CONSULTA URGENTE

REGURGITACIONES

Las regurgitaciones **son frecuentes al eructar o cuando se les están cambiando los pañales, porque el mecanismo que debe cerrar la entrada del estómago**, actuando como una válvula para impedir que su contenido retroceda, **no les funciona aún del todo bien.**

ES NORMAL QUE OCASIONALMENTE DEVUELVAN SIN FUERZA UN POCO DE LECHE

Los niños alimentados al pecho suelen regurgitar menos, porque la leche materna se digiere mejor y más rápidamente que la artificial, lo cual hace además que pidan más a menudo y no se llenen tanto como tomando biberón y, evidentemente, siempre es más fácil que devuelvan cuando tienen el estómago demasiado lleno.

Alimentarlos sin prisas, dejándoles hacer las pausas que quieran (y no pretender que coman más de lo que desean), ayudarlos a eructar y manipularlos con un cuidado especial después de las tomas, y esperar un poco antes de acostarlos (si es que no se han quedado roques), puede servir para que devuelvan menos. Pero, en cualquier caso, **regurgitar un poco no tiene mayor trascendencia. Y tampoco hay que extrañarse si la leche aparece cortada y huele ácida**, pues eso sólo significa que ya estaba empezando a ser digerida en el estómago.

Con el paso del tiempo, el problema desaparece en la mayoría de casos. En parte porque madura el mecanismo citado, pero también porque van empezando con alimentos más espesos, no tan fáciles de devolver como la leche, y porque pasan más tiempo incorporados, y la gravedad se opone a que las cosas suban. **Pero si las regurgitaciones son muy frecuentes, es necesario advertir al pediatra**, pues aunque sea muy raro, tampoco siempre ceden con el paso del tiempo y, sobre todo, no se puede esperar si ya están causando problemas al bebé. Algunos no ganan todo lo que deben al ir vomitando poco a poco mucha leche, o la acidez que continuamente irrita su esófago acaba por lesionarlo, e incluso es posible que por distintos mecanismos les haga toser o les provoque crisis de tipo asmático.

SI REGURGITAN MUY A MENUDO ES POSIBLE QUE TENGAN UNA «ENFERMEDAD POR REFLUJO» QUE REQUIERE TRATAMIENTO

En estos casos, decimos que el niño tiene una «enfermedad por reflujo» o simplemente un «reflujo gastro-esofágico», pues aunque siempre que se regurgita existe un retroceso o reflujo del alimento, se suele reservar ese nombre para cuando ocasiona trastornos.

La postura puede formar parte del tratamiento de estos bebés, aunque la que se ha creído más adecuada ha ido cambiando con el tiempo. Durante una época se recomendó tenerles sentados continuamente, pero pronto se vio que era mejor mantenerles boca abajo con la cabeza más alta que los pies (sujetos con un arnés para impedir que resbalaran), y hoy se habla de acostarles sobre el lado derecho, aunque también se pueden combinar estas dos últimas cosas... y como siempre, **la elección corresponde al especialista que atiende a cada niño.**

Siempre **se procura que tomen menos cantidad de alimento y más a menudo. Si están con lactancia artificial, se emplean leches especiales**, más espesas y difícil de devolver. **A veces es necesario recetarles antiácidos y medicamentos** para proteger su esófago y facilitar que el estómago se vacíe por donde debe. **Sólo excepcionalmente es preciso recurrir a la cirugía**, porque, finalmente, el tiempo acaba por resolver el problema en la inmensa mayoría de casos.

RESFRIADOS... ¿O ALGO MÁS?

Si a los críos se les llama más o menos cariñosamente «mocosos», es porque ése es su estado natural. Los mocos, las toses, las anginas, y las otitis, son extremadamente frecuentes entre ellos, y aunque en menor grado, también lo son las bronquitis y el asma.

Sin embargo, salvo que deban ir tan pronto a la guardería o que haya en casa algún otro «mocoso» que no se lave las manos antes de tocarlos, ni los resfriados ni los problemas de vías respiratorias en general son habituales en sus primeros meses de vida, y menos si se les cría al pecho y no se ven obligados a respirar humo de tabaco. Pero como tampoco son una rareza y pueden ser especialmente peligrosos en los bebés, aquí siguen unos criterios generales sobre la manera de distinguir entre lo que puede ser menos que un resfriado y lo que quizá sea bastante más, y algunos comentarios sobre las medidas generales de su tratamiento.

SIGNOS DE ALERTA Y FALSAS ALARMAS

Los bebés presentan a menudo signos que inducen a creer erróneamente que están acatarrados, y cuando realmente lo están, sus manifestaciones suelen ser mucho más aparatosas que en los mayores.

Antes ha estornudado... Y parece que está cargado de pecho.. Quizás ha pasado frío
¡Grooc! ¡Crecs! Tranquila, que un estornudo no significa que esté resfriándome, y haces muy bien en no pasarte de mantas. Y los ruidos esos los hago con la garganta. Se nota porque van y vienen según como tenga el cuello

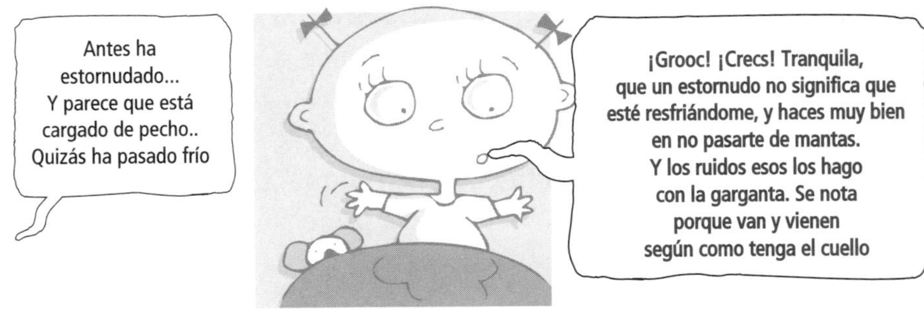

Pero, a la inversa, lo que empezó como un vulgar resfriado puede acabar convirtiéndose en otra cosa, a causa de la capacidad que tienen los virus para diseminarse, o por la acción de otros microbios que se aprovechan de las circunstancias para complicar el problema, o por la sensibilidad que los bronquios de algunos niños muestran ante estas infecciones. Finalmente, también hay gérmenes que atacan directamente los bronquios o los pulmones, produciendo síntomas que al principio pueden confundirse con los de un catarro.

Así pues, aunque en muchas ocasiones sea más el ruido que las nueces, en otras pueden tener algo más que un resfriado y conviene estar alerta.

- Los estornudos

Son el primer signo de muchas infecciones respiratorias que pueden llegar más o menos lejos... pero los bebes tienen una nariz muy sensible, capaz de reaccionar ante el más mínimo cambio de temperatura o impureza del aire, y de igual forma que una flor no hace primavera, **un estornudo no significa que se estén resfriando** (ni que estén poco abrigados).

- Los mocos

Los amarillos que persisten de forma continua durante más de diez días pueden ser el aviso de una sobreinfección o de algún otro problema que debe valorar el pediatra... pero **tener intermitentemente mucosidades blancas o transparentes no llega ni a resfriado**. Quizá se está fumando en casa...

- La obstrucción nasal

Siempre muy molesta para todos, **en los bebés puede ser dramática**, pues cuanto más pequeños son, menos pueden respirar por la boca. De hecho, cuando un niño nace con las fosas nasales completamente cerradas por una especie de tabique (lo cual es muy raro pero no excepcional), podría asfixiarse si en la misma sala de partos no se le obligase a mantener la boca abierta por medio de una cánula como las que se utilizan durante la anestesia. Y aunque con el paso de los días van siendo más capaces de respirar también por la boca y en un resfriado la obstrucción no llega nunca a ser completa, **es necesario ponerles suero fisiológico tantas veces como sea preciso** para que puedan respirar por la nariz, especialmente cuando tienen la boca ocupada por el pecho o el biberón...; pero **hay niños que respiran haciendo ruido con la nariz sin tenerla obstruida** y sin que el suero logre silenciarlo, porque tienen las vias nasales más estrechas o unas vegetaciones ya algo grandes. **Y si duermen y se alimentan sin problemas, el pediatra recomendará no hacer nada**... o ponerse tapones en los oídos.

- Los ronquidos

  Los ronquidos al dormir quizá sean el inicio de un catarro o una inflamación de las amígdalas o vegetaciones... pero si no presentan otros síntomas o los ronquidos disminuyen con un poco de suero **lo más probable es que superen por sí solos el problema**; si es que hay alguno, porque **a veces basta con cambiarlos de postura** para que desaparezcan.

- La tos persistente

  Siempre es motivo para que sean visitados, especialmente si es tan intensa que les despierta, pues **puede ser debida a una bronquitis**...; pero **toser de tarde en tarde por picor de garganta o para limpiarla de mocos es normal en los resfriados** y no debe ser motivo de preocupación. Y enseguida aprenden a hacer «ujú» para hacerse notar.

- Los ruidos o silbidos en el pecho

  Indican la afectación de los bronquios si realmente se originan en ellos y en ese caso suelen acompañarse de tos y de respiración rápida o difícil...; pero cuando un bebé está resfriado, los ruidos que hacen las mucosidades de la nariz y la garganta al respirar, se transmiten a través de los bronquios y se notan y oyen en el pecho. Por eso se llaman «ruidos de transmisión», y tienen una propiedad muy lógica teniendo en cuenta su origen. **Si desaparecen al cambiar la posición del cuello o tras limpiar de mocos la nariz, y se oyen sólo de forma intermitente, no vienen de los bronquios**. De todas formas, si tanto suena el río... es preferible que el pediatra confirme la procedencia real de esos ruidos, no sea que aparte de los mocos de la garganta también tenga un poco de bronquitis.

- La respiración difícil o rápida

  Es una urgencia... pero **a veces vuelve la calma con sólo despejarles la nariz** con suero fisiológico, lo cual demuestra hasta qué punto la necesitan para poder respirar.

- El dolor de oídos

Es muy probable cuando un bebé resfriado empieza a llorar bruscamente... pero **si alguien le aprieta con fuerza en los oídos** cuando ya está soportando las molestias de un resfriado, **lo más probable es que se ponga a llorar aunque no tenga una otitis**. Esa prueba sólo tiene valor cuando el simple roce de la parte delantera del oído ya provoca dolor, y eso no sucede más que en las otitis bastante avanzadas. Y aunque se llama «signo del trago» por el nombre de la zona anatómica que se presiona, también es cierto que con ella se les hacía pasar más de un mal trago a los niños, totalmente innecesario hoy día gracias al otoscopio, que permite comprobar cuál es el auténtico estado de sus oídos (siempre que no estén llenos de cera, claro).

- La presencia de pus en una oreja

Es casi sinónimo de otitis. Lo más habitual es que, horas o minutos antes de encontrarse con esas secreciones amarillentas más o menos secas alrededor del orificio del oído, el bebé haya llorado con ganas al menos un buen rato y se haya calmado de golpe. El pus que se estaba formando por detrás del tímpano, lo ha ido abombando causándole un intenso dolor, hasta que lo ha perforado, ha aparecido en el exterior y han cesado las molestias. No obstante, a veces el proceso es tan rápido que ni lloran, y **siempre hay que llevarlos al pediatra** cuando se ve una secreción purulenta en el oído... pero **es posible que no se trate de pus, sino de cera**, pues aunque el cerumen es normalmente más marrón y sólido, con el agua del baño puede reblandecerse y no es raro confundir una cosa con la otra. En todo caso, si el niño había llorado tanto, la visita puede servir para tratar de averiguar el motivo.

- Las secreciones purulentas en los ojos

Son debidas casi siempre a conjuntivitis que a menudo acompañan o complican los resfriados y que el pediatra debe valorar...

pero **alguna legaña esporádica carece de importancia** y basta con lavar los ojos con suero fisiológico.

- La fiebre

En este período, aunque se acompañe de signos catarrales, **siempre merece una consulta inmediata con el pediatra...;** probablemente preferirá visitarlo, **pero si el bebé está claramente resfriado y tiene unas pocas décimas de fiebre, lo más seguro es que sólo sea eso.**

Cualquier otro síntoma que resulte inquietante debe comunicarse al pediatra... pero cuando están acatarrados **es normal que lloren un poco más y coman un poco menos.**

EL SUERO FISIOLÓGICO

El producto más recetado a los bebes, no es más que agua a la que se ha añadido una cantidad exacta de sal para que esté en una proporción «fisiológica», es decir, similar a la de los líquidos que bañan las células de nuestro organismo. Por eso resulta adecuado para lavar cualquier zona que no está protegida por la piel, como una herida, o las mucosas de la nariz y los ojos.

• Como el agua del mar, el suero fisiológico **disuelve los mocos y además los arrastra,** y a pesar de lo mal que queda, el bebé se los traga tan ricamente porque sabe que ello no supone peligro alguno, y que mientras no sepa sonarse tiene ese privilegio.

• Algunas madres previsoras y ahorrativas lo compran por botellas. Otras prefieren ampollas de una sola dosis, más higiénicas y cómodas. Y aunque ahora se están haciendo muy populares los aerosoles, que entre otras ventajas parecen disolver mejor los mocos, **cualquier presentación es buena si se aplica correctamente**.

• Si el cuentagotas o el cabezal de las ampollas o el aerosol se introduce en el interior de la nariz, el remedio puede ser peor que la enfermedad, y aunque están diseñados para hacer difícil que esto ocurra, conviene tener presente que **el aplicador sólo debe apoyarse en el orificio de entrada de la nariz lo justo para que el suero pueda vaciarse en ella.** Con las jeringas es muy fácil pasarse y hacerles daño, de modo que no deben utilizarse.

• Salvo en el caso de los aerosoles que expulsan el suero vaporizado a una presión limitada y adecuada a cada edad, es peligroso tratar de ajustar lo máximo posible el aplicador al orificio de la nariz, porque **el exceso de presión puede enviar el moco (y los microbios) a los oídos.**

• Por el mismo motivo, **nunca se les debe poner con la cabeza hacia atrás**. Estando acostados, se les gira la cabeza **de lado** y se introduce el suero **en el orificio nasal que queda arriba**, repitiendo luego la operación tras darles media vuelta.

• **Se puede utilizar tantas veces como haga realmente falta**, pero si sólo tienen un poco de moco más o menos ruidoso que no les impide descansar ni comer a gusto, es mejor no marearlos.

• A los niños no les gusta demasiado que les limpien la nariz, y **algunos bebés se enojan mucho** cuando se les pone el suero. **Conviene sujetarlos bien**, pero su enfado (también fisiológico) resulta casi más efectivo que el propio suero para hacerles sacar los mocos.

• En niños muy rebeldes, **los aerosoles tienen la ventaja de que pueden disolver los mocos desde una cierta distancia**, sin que sea necesario tocarles la nariz.

LAS PERAS Y ASPIRADORES DE MOCOS

Muy utilizadas antes, las peras de goma han sido siempre vistas con muchas reservas por parte de los pediatras, que en cambio se están mostrando favorables hacia los nuevos artilugios expresamente diseñados para aspirar las secreciones nasales de los bebés.

• **Las peras, o no sirven de mucho o causan problemas**. Tampoco deben introducirse en la nariz, y si no se adaptan bien a ella apenas consiguen nada. Pero si se logra un ajuste perfecto, la aspiración puede ser tan fuerte como para llegar a los oídos del bebé y afectarlos.

• **Los nuevos aspiradores de mocos para uso doméstico están resultando muy útiles.** Consisten en un cabezal que se adapta a la nariz del bebé, del que sale un tubo por cuyo extremo se aspira chupando con la boca; eso sería tan peligroso para el niño como poco recomendable para quien le aspirase, si no fuera **porque llevan intercalado un filtro que limita la presión y retiene los mocos**.

EL VAPOR AMBIENTAL

A pesar de lo habituales que se están volviendo, los aparatos para humidificar el aire pueden causar problemas y sólo son útiles en circunstancias muy concretas.

• El vapor e**s un arma de doble filo**, pues ayuda a disolver el moco y hace que el aire no llegue a las vías respiratorias demasiado seco, pero **el exceso de humedad es perjudicial para los bronquios**.

• **El mejor acondicionador de aire es la nariz**, que lo filtra, calienta y humedece haciendo que llegue en condiciones óptimas a la garganta, y para eso tiene repliegues como los radiadores y está siempre húmeda. **Y si el niño está respirando a través de ella** con la boca cerrada, no importa que el aire esté seco y **no sirve para nada ni es bueno utilizar aparatos para humidificarlo**.

• **Los nebulizadores de agua son útiles cuando** un resfriado les obliga a respirar por la boca y **el suero fisiológico no logra destaparles la nariz** y permitir que vuelvan a hacerlo por ella.

• No se trata de convertir la habitación del bebé en una sauna, y **es preferible emplear aparatos que producen vapor a temperatura ambiente** en vez de los que calientan el agua. **Pero fría o caliente, la niebla es mala** hasta para los muebles, y sólo en ciertos casos excepcionales a esta edad, el pediatra puede recomendar que se les haga respirar abundante vapor durante un breve período de tiempo.

EL AGUA

Junto con el jarabe de paciencia, el agua es el producto que más debe utilizarse en los niños acatarrados.

• Cuando están resfriados pueden perder el hambre y comer les cansa, pero **no sólo necesitan la misma agua de siempre, sino un poco más**, ya que evaporan mayor cantidad al respirar por la boca o a causa de la fiebre. Por eso **conviene darles de comer más a menudo y ofrecerles agua al acabar las tomas.**

• Con una buena hidratación, las mucosidades se hacen menos espesas y más fáciles de expulsar. **El agua es el mejor medicamento para fluidificar los mocos.**

FIEBRE Y MOTIVOS DE CONSULTA URGENTE

FIEBRE

• Cuanto mayor es un niño, menos necesario es visitarlo inmediatamente en caso de fiebre, siempre que no presente otros signos alarmantes y mantenga un buen estado general (o lo recupere tras darle un antitérmico, o la causa del aumento de temperatura sea evidente y benigna, por ejemplo, porque el pobre esté como una sopa). Pero **la fiebre en los bebés siempre es motivo de consulta urgente**, incluso aunque no tengan mal aspecto, pues es más posible que sea el signo inicial de una infección capaz de agravarse rápidamente.

• Aparte de la pérdida de tiempo que puede suponer esperar la llegada del médico, es difícil valorar debidamente a un lactante enfermo en su domicilio, y **por más fiebre que tengan, no hay ningún peligro en sacarlos de casa para llevarlos a la consulta o al hospital**. Si los niños con fiebre no deben andar demasiado por la calle, no es porque el aire sea malo, sino para evitar que se fatiguen. Y yendo en brazos, ése no es su problema...

• La fiebre casi siempre es consecuencia de una infección, pero también puede producirse en otras situaciones. Por ejemplo, la deshidratación o **el exceso de abrigo ocasiona fácilmente un aumento de temperatura en los bebés**.

• En general, es difícil que una enfermedad infecciosa importante no dé fiebre, pero **los recién nacidos pueden sufrir graves infecciones sin tener ni una décima**. Durante los primeros meses, los signos de estas enfermedades son otros, y con fiebre o sin ella, cuando un bebé tiene mal color y apenas quiere comer o está más adormilado de la cuenta, es urgente visitarlo.

Mientras parezcan estar bien, **no es necesario ponerles el termó-ietro de forma rutinaria**.

En los recién nacidos es preferible tomar la temperatura en la xila, pues aunque es más exacto y rápido comprobar si tienen fie-re midiéndola en el recto, hay riesgo de lesionarles el intestino. En ualquier caso, durante el primer año de vida, **el termómetro no lebe introducirse por el ano más de un centímetro y medio**.

La única precaución para tomar correctamente la temperatura bajo l brazo, es procurar que la punta del termómetro quede bien reco-ida en el fondo de la axila y no salga por el otro lado. **Para medir-a en el recto, se pone boca arriba al bebé, doblándole los muslos obre el abdomen con una mano y poniéndole con la otra el ter-nómetro, previamente lubricado con un poco de vaselina o acei-e**. La maniobra puede hacerles orinar y, especialmente si son varo-ies, es prudente cubrir la fuente de emisión con un pañal o situarse le lado, fuera del alcance del chorrito.

• **La temperatura rectal es aproximadamente medio grado más alta que la axilar y puede aumentar hasta un grado más si el niño está lorando**.

• **Los termómetros de mercurio deben mantenerse al menos dos o tres minutos en la axila, y uno o dos en el recto**, mientras que **los digi-tales**, aparte de ser más resistentes y fáciles de leer, **son más rápidos e incluso avisan** cuando ya han medido la temperatura. **Los nuevos aparatos para medirla en el oído** son instantáneos y por eso han logrado una gran aceptación, pero no es nada fácil utilizarlos correc-tamente, y algunos estudios demuestran que **son poco fiables.**

• La temperatura corporal oscila menos a lo largo del día y es algo mayor en los bebés y niños que en los adultos. En principio, a todas las edades **puede considerarse que existe fiebre cuando la temperatura es superior a 37 grados en la axila o a 37'5 grados en el recto**.

• Aunque la fiebre sea debida a una enfermedad banal, también suele resultar molesta para el bebé y el pediatra recomendará usar algún antitérmico, seguramente paracetamol. De todas formas, **no hay que tratar al termómetro sino al niño**, y si sólo tiene unas décimas y se encuentra bien, no es preciso intentar bajarle la temperatura a toda costa.

RECHAZO DE ALIMENTO

• No es extraño que un bebé rollizo decida ponerse a dieta y comer algo menos durante unos días, rechazando alguna toma de pecho o aceptando menos cantidad de biberón, y si se le ve tan contento y risueño como siempre, eso no debe ser motivo de preocupación. Sin embargo, **cuando rehúsan más de dos o tres tomas seguidas, deben ser reconocidos enseguida**, especialmente si además parecen decaídos o presentan otros signos sospechosos.

• La pérdida de apetito acompaña a muchas enfermedades leves de los niños mayorcitos, y no debiera preocupar demasiado: su organismo está luchando contra algún microbio, y en vez de consumir energías digiriendo alimentos, prefiere echar mano de sus reservas, que para eso están. Pero cuando un bebé deja de comer radicalmente, el problema es doble. Por un lado, **la causa puede ser una infección, siempre más peligrosa a esa edad**, y por otro, **tienen mayor facilidad para deshidratarse** si pasan mucho tiempo sin tomar el agua que también les aporta la leche.

OTRAS SEÑALES DE ALARMA

El buen color de la piel, la mirada atenta y un comportamiento y ıctividad normales, definen el buen estado general del niño y son los ›rincipales indicadores de que su salud no corre un peligro inmi- ıente. Y a la inversa, **cuando un bebé se pone pálido y parece indi- 'erente y sin fuerzas, o no es posible despertarle de la forma ha- ›itual, es urgente visitarlo.**

HAY QUE CONSULTAR ENSEGUIDA CON EL PEDIATRA CUANDO UN BEBÉ...

- **Tiene mal color y parece muy adormilado,** apático, débil, sin capacidad de reacción.
- **Llora continuamente,** y no es por tener hambre o estar sucio, ni se calma en brazos.
- **No quiere comer,** y ha rechazado totalmente más de dos o tres tomas seguidas.
- **Vomita con fuerza** repetidas veces, y no son sólo algunas bocanadas esporádicas.
- **Tiene diarrea,** haciendo deposiciones líquidas y más frecuentes de lo habitual.
- **Respira con dificultad,** a pesar de haberle destapado la nariz con suero fisiológico.
- **Tiene fiebre** (más de 37°C en la axila), y no es por estar demasiado abrigado.
- **No gana peso** según lo previsto (más de 150 g semanales), o parece pasar hambre.

... PRESENTA CUALQUIER SIGNO QUE ANGUSTIA A SUS PADRES.

• Durante el primer mes, el llanto es probablemente el motivo de consulta más frecuente en los servicios de urgencias, y no es preciso decir que **también hay que acudir al pediatra si el niño gime y se muestra muy nervioso e irritable o llora de forma inconsolable**, aunque si sólo es esto último, el diagnóstico más probable será «Padres novatos» o bien «Cólico del lactante» (que a menudo viene a ser la misma cosa).

• Los primeros signos de infección en los recién nacidos suelen ser muy sutiles, y **las madres pueden intuir que su hijo no está bien sin ser capaces de concretar exactamente lo que le notan**. Conviene hacer caso de esa especie de sexto sentido y avisar al pediatra siempre que preocupe el estado del niño, pues en muchas ocasiones la alarma estará plenamente justificada y, en todo caso, la ansiedad no es buena ni para ellos ni para su hijo.

OTROS SIGNOS DE ENFERMEDAD

EN LA PIEL

• **Cualquier bebé que a los diez días aún esté amarillo, debe ser reconocido por el pediatra**. Probablemente sólo tendrá una ictericia fisiológica algo más larga de lo habitual, tan inofensiva como la que a veces causa la propia leche materna, pero también puede ser el síntoma de distintas enfermedades, que van desde alteraciones del hígado o las vías biliares, hasta infecciones, trastornos metabólicos y males más raros, pasando por problemas debidos a incompatibilidad de grupo sanguíneo similares al que antes producía tan frecuentemente el conocido factor Rh (y que ha pasado a la historia desde que a todas las madres Rh negativas que tienen un hijo positivo se les pone una gammaglobulina anti-Rh tras el parto)

• Dejando al margen el aspecto veteado que a menudo coge la piel de los bebés cuando notan algo de frío, así como el color azul de manos y pies que también puede ser normal si sólo se aprecia durante los dos primeros días de vida, en cualquier otro caso **hay que advertir al médico si la piel del niño parece azulada, especialmente cuando esto se observa alrededor de la boca, en los labios y la lengua, o en las orejas, manos, y pies**: esa cianosis podría indicar una enfermedad del corazón o los pulmones, y si el bebé tuviera además dificultad para respirar o se fatigase al comer, la consulta debe ser aún más urgente.

• **La palidez es también un signo de posible enfermedad**, sobre todo si aparece en un niño que previamente tenía más color y el pediatra comprueba que la conjuntiva de sus párpados está menos roja de lo normal, pero no debe olvidarse que el aspecto encendido del primer día va cambiando a un tono rosado, más o menos claro según lo rubios que sean.

• Aunque la mayoría de veces carece de importancia, **siempre conviene que el pediatra vea cualquier mancha o alteración de la piel de los recién nacidos**, y pronto si se trata de ulceraciones o lesiones con aspecto de ampollas.

• Algunas meningitis y septicemias se acompañan de la erupción de manchitas rojas aisladas, que no desaparecen al tensar la piel porque se trata de pequeñas hemorragias formadas bajo ella. Pero la naturaleza no suele ser tan traidora, y **si a un niño le aparecen manchas por culpa de una enfermedad tan grave y fulminante como puede ser una meningitis, también presentará otros signos que advertirán de la importancia del problema**. Los bebés con meningitis no tienen la clásica rigidez de nuca pero, cuando menos, están extremadamente irritables; o al revés, cada vez se les ve más apagados, y suelen rechazar el alimento, vomitar, tener fiebre más o menos alta, y hasta convulsiones; de modo que, si el niño está perfectamente, una manchita nunca es motivo para llevarle precipitadamente a urgencias.

EN LOS MOVIMIENTOS

• Es raro que una epilepsia empiece tan pronto, pero hay otros trastornos capaces de producir convulsiones, que en los recién nacidos suelen ser bastante poco aparatosas. **La aparición brusca de movimientos repetidos anormales, aunque no sean de todo el cuerpo, puede corresponder a una convulsión**. Pero el temblor de la barbilla que muchos bebés tienen al llorar, es una respuesta refleja repetida absolutamente normal en ellos.

• Una auténtica convulsión **va acompañada de cambios en el nivel de atención o conciencia del niño**. No obstante, a veces son difíciles de percibir, y cuando un bebé hace movimientos repetidos sospechosos es mejor comentarlo con el pediatra.

• **Las anomalías en la postura o los movimientos del niño pueden ser debidas a enfermedades del sistema nervioso o de los músculos**, y debe consultarse siempre que exista cualquier duda en este sentido; por ejemplo, si mueve menos un brazo o una pierna que el otro o el bebé está más blando de la cuenta y parece que se escurre de entre los brazos al cogerlo. Aunque la «hipotonía» o disminución del tono muscular también puede ser transitoria o benigna, es un signo que merece ser valorado muy cuidadosamente.

EN EL TAMAÑO DE LA CABEZA

• En cada revisión, además del peso y la talla, también se mide el perímetro craneal del bebé, porque **un adecuado aumento del tamaño de la cabeza indica que el cerebro está creciendo debidamente**, lo cual es mucho más importante que engordar o alargarse un poco más o menos.

• **Algunas graves enfermedades causan un crecimiento excesivo de la cabeza**, pero cuando el perímetro craneal resulta mayor de lo esperado, los pediatras echan una mirada a la cabeza de los padres, porque la cosa es a veces hereditaria y sólo supone un trastorno a la hora de encontrar sombreros de ese tamaño.

EN LOS OJOS

• Los recién nacidos también pueden tener cataratas, y **hay varios problemas oculares que se manifiestan por la pérdida de transparencia de la pupila**. Aunque en la primera revisión el pediatra dedica especial atención a su examen, los padres deben avisarle si en cualquier momento descubren una mancha blanca en la niña del ojo.

• Las conjuntivitis que acompañan a los resfriados suelen resolverse por sí solas, pero si se trata de algo más que unas pocas legañas pasajeras pueden necesitar medicación, y **cuando el bebé está siempre lagrimeando y tiene a menudo secreciones amarillentas en un ojo, seguramente es debido a una obstrucción del conducto lagrimal**.

• **Si les molesta mucho la luz es urgente descartar un exceso de presión en los ojos**.

• Durante los primeros meses de vida, es relativamente habitual que desvíen los ojos hacia adentro al querer fijar la mirada. De todas maneras, esto debe valorarlo y controlarlo el pediatra, sobre todo si todavía lo hacen después de los cuatro meses. **Una desviación permanente o la presencia de movimientos oculares desordenados es siempre motivo de consulta**.

EN OTROS SITIOS

• Los recién nacidos necesitan hasta tal punto poder respirar por la nariz, que podrían asfixiarse si tuvieran los dos orificios totalmente obstruidos. La mucosidad no es capaz de producir un cierre tan completo, pero **si no es posible destaparles bien la nariz con suero fisiológico, el pediatra comprobará que no tengan una obstrucción congénita** (parcial o de un solo lado, pues en caso contrario, se habría diagnosticado nada más nacer).

• **También hay que avisar al pediatra cuando el bebé se atraganta repetidamente o le entra tos y parece que se fatiga o le cuesta respirar al comer**, siempre que el problema no se resuelva destapando la nariz con suero fisiológico antes de las tomas.

• Para su tamaño, los lactantes comen muchísimo y tienen un intestino enorme, lo que unido a la facilidad con que tragan aire y a la poca resistencia de su musculatura abdominal, explica que tiendan a ser algo barrigones. Pero **un abombamiento abdominal exagerado, progresivo o brusco, puede ser el signo de una obstrucción intestinal (normalmente acompañada por vómitos y ausencia de defecaciones) o de otros trastornos**.

• En la maternidad se comprueba que orinen durante el primer día, o como muy tarde, antes de las cuarenta y ocho horas. **Otro signo de**

posibles anomalías, es que el chorro de orina salga con poca fuerza (lo cual es mucho más fácil de apreciar en los varones).

• **Si el niño descansa siempre con la cabeza vuelta hacia el mismo lado, quizá sea debido a que tiene una tortícolis congénita**. De ser así, seguramente también se le notará un bulto sobre el músculo (esternocleidomastoideo) de ese lado del cuello, que le impide girarla bien en sentido contrario. Este problema (más frecuente si en el parto se han debido utilizar fórceps y en los bebés que vienen de nalgas) no siempre es evidente al nacer, y a veces sólo se descubre cuando al niño ya se le ha deformado un poco el cráneo de tanto estar continuamente en la misma posición. A menos que exista algún defecto en las vértebras, suele resolverse con unos sencillos ejercicios de estiramiento, con lo que la cabeza también recuperará poco a poco su forma normal.

PREVENCIÓN

MÁS VALE PREVENIR

Hablando de niños, la palabra «prevención» hace pensar inmediatamente en las vacunas. Aunque también se tratará de ellas, este capítulo está dedicado fundamentalmente a los accidentes, pues para que estén bien vacunados basta con llevarlos al pediatra, mientras que evitar los distintos accidentes que pueden sufrir depende en gran medida de sus padres y de la información que hayan recibido sobre ellos. Sin embargo, lo más importante para prevenir muchos problemas y enfermedades de los bebés es atender a sus necesidades básicas. Es decir, un poco de calor, agua y jabón, aire puro, y buenos alimentos.

UN POCO DE CALOR

Calor humano y del otro. Y si el primero nunca está de más, es frecuente excederse en el segundo y abrigarlos demasiado, precisamente para prevenir los resfriados. Pero aunque su nombre popular procede de esa creencia, es obvio que los «enfriamientos» no son causados por el frío, sino por distintos virus.

A PESAR DE SU NOMBRE,
LOS RESFRIADOS O «ENFRIAMIENTOS»
NO SON CAUSADOS POR EL FRÍO

No obstante, cuando el tiempo empeora estamos más tiempo juntos en ambientes cerrados, y eso facilita los contagios. Y si se está sufriendo frío, el organismo debe dedicar muchas energías para mantener su temperatura, lo cual podría hacer que los virus encontrasen menos dificultades para superar nuestras defensas. Pero no es nada fácil permitir que un bebé pase frío, y si así fuera, las consecuencias serían mucho más graves que coger un catarro. En cualquier caso, abrigarles demasiado no es bueno, ni evita que se resfríen.

En cambio,
notar que te quieren
también ayuda
a no enfermar.

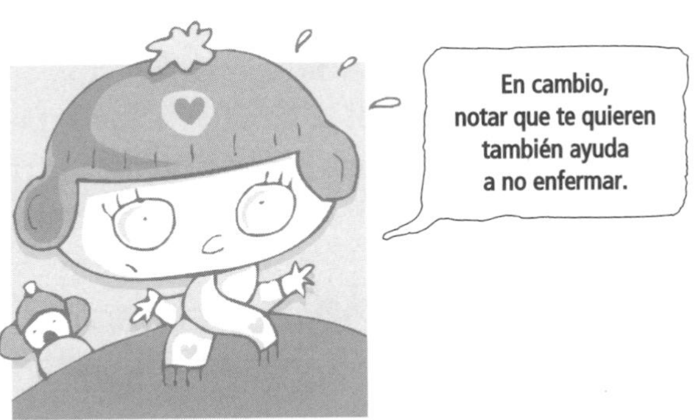

AGUA Y JABÓN

No es preciso decir que las normas habituales de higiene son fundamentales en la prevención de infecciones. Sin embargo, mientras se considera señal de pésima educación el no volver la cara al toser y a veces hasta se utilizan mascarillas para no contagiar al bebé un resfriado, no suele pensarse tanto en la necesidad de lavarse las manos antes de tocarlos. Y si es verdad que muchas infecciones se propagan a través del aire, aún son más las que lo hacen por las manos.

AUNQUE TAMBIÉN PUEDEN TRANSMITIRSE POR EL AIRE. LAS MANOS SON LA PRINCIPAL VÍA DE CONTAGIO DE RESFRIADOS Y DE OTRAS INFECCIONES

Lavarse las manos después de cambiar los pañales del hermanito, o acostumbrarle a usar el lavabo después de hacer sus necesidades, evita el contagio de microbios capaces de causar diarrea en el bebé, aunque el mayor no tenga ningún síntoma. Respecto a los resfriados, es cierto que al toser y estornudar se lanzan microbios al aire, y no conviene respirar encima del niño si se está pasando una gripe o un catarro, pero es mucho más frecuente que el intermediario sean las manos. Después de sonarse o de limpiar los mocos al hermano, por muy cuidadosamente que se haga, siempre quedan en ellas gérmenes que pasan fácilmente al bebé si lo toca sin lavarlas antes.

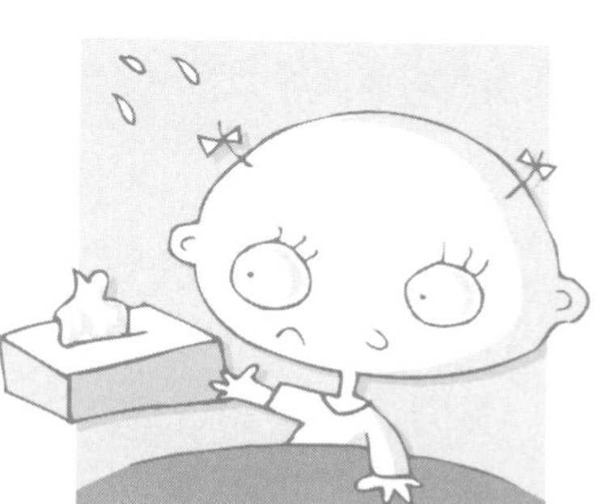

Si alguien está muy resfriado, en vez de guardarse en el bolsillo un pañuelo lleno de bichitos y tener que ir a lavarse cada vez que lo roza sin querer, es mejor emplear los pañuelos de usar y tirar.

AIRE PURO

Puro o al menos todo lo limpio que esté en nuestra mano... y evitarles que tengan que respirar humo de tabaco, lo está. Pues, como es sabido, los fumadores pasivos comparten los riesgos de los activos, y además de los trastornos que puedan aparecer con el paso de los años, el humo de tabaco ocasiona problemas inmediatos en los niños, que a veces se atribuyen a «bronquios delicados» o a «falta de defensas».

*ADEMÁS DE SUS EFECTOS A LARGO PLAZO
EL HUMO DE TABACO AUMENTA LA FRECUENCIA
Y DURACIÓN DE LAS INFECCIONES RESPIRATORIAS
Y FAVORECE SUS COMPLICACIONES*

Se ha demostrado que los resfriados repiten más a menudo y duran más en los hijos de padres que fuman en casa, y también las otitis y otras complicaciones son más frecuentes entre ellos. Las alteraciones que el humo de tabaco produce en las vías respiratorias pueden ser inaparentes, pero permiten que los microbios se adhieran a ellas y proliferen con mayor facilidad, exactamente igual que sucede en la piel cuando una quemadura ha eliminado la primera barrera defensiva.

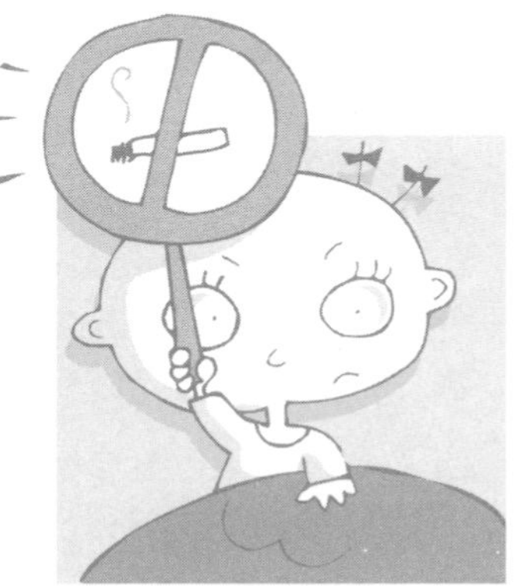

Por lo tanto, prohibido fumar delante de tu hijo. Y si alguien lo hace a sus espaldas, luego hay que ventilar el cuarto, que si no, el humo se queda flotando bastante tiempo aunque no se vea, y se lo tragará en cuanto pase por ahí.

BUENOS ALIMENTOS

Algunos textos de pediatría incluyen la nutrición en la sección dedicada a la prevención de enfermedades y problemas, resaltando su importancia en este sentido. Por ahora, el bebé sólo necesita leche, a ser posible, la mejor.

*UNA ADECUADA NUTRICIÓN EN GENERAL
Y LA LACTANCIA MATERNA EN PARTICULAR
LES DA MAYOR PROTECCIÓN FRENTE A LAS ENFERMEDADES*

Desde luego, con biberón pueden criarse perfectamente sanos, pero la leche materna ofrece ventajas incuestionables a corto y a largo plazo. Por ejemplo, cuando una madre sufre infecciones intestinales o respiratorias causadas por ciertos microbios, las mismas defensas que ella crea para combatirlos pasan a la leche y protegen así a su hijo. Y recientemente se está observando que algunas enfermedades se presentan con menos frecuencia entre los adultos que fueron criados al pecho.

LOS CELOS

En bastantes ocasiones, la primera preocupación de las madres al descubrir que esperan un nuevo hijo, es el asunto de los celos. Efectivamente, no es raro que los recién nacidos reciban de sus hermanos caricias y abrazos tan exagerados como sospechosos, o sean víctimas de «experimentos» nada inocentes sobre la resistencia de sus orejas, o de mordiscos y agresiones ya absolutamente descaradas; lo cual justifica la inclusión de este tema en el capítulo de prevención de problemas de los bebés, pues además, **también los celos (y sus consecuencias) son más fáciles de prevenir que de curar**.

Desde luego, la inquietud no es tanto por el futuro hijo como por los que ya se tienen, sobre todo si con sólo anunciarles la llegada de un hermano ya empiezan a mostrarse más nerviosos y desobedientes. Los celos **a menudo se manifiestan de forma encubierta**, con mal humor o problemas a la hora de comer y dormir, reaparición de conductas ya superadas (volver a mojar la cama o a chuparse el dedo o a no querer separarse de la madre), y actitudes negativas o agresivas no siempre dirigidas hacia el bebé, por el que incluso pueden sentir y demostrar afecto. Sin embargo, la primera reacción que provoca el nuevo hermanito, más que de celos, es de miedo a salir perdiendo con la novedad, pues **los niños se sienten inse-**

guros con cualquier cambio, y que los padres hayan decidido nada menos que traer otro inquilino a casa es como para echarse a temblar. Realmente, los celos siempre nacen del miedo a perder algo, pero también es lógico que los críos se sientan amenazados por un intruso que requiere casi toda la atención de la madre (y encima, hasta duerme a su lado), y **lo normal es que superen pronto sus temores**, al comprobar que a ellos les siguen cuidando y queriendo igual, y que compartir a los padres no significa perderlos.

AL PRINCIPIO HAY MÁS NERVIOS QUE CELOS

Hasta aquí, todo es bastante normal. A fin de cuentas, es un sentimiento que también podemos tener los adultos, de forma que **es mejor ser comprensivos y no preocuparse demasiado por unos pocos celos**. Y mirar para otro lado si el niño se pone algo pesado, no sea que aprenda a conseguir lo que realmente más quiere (es decir, que le hagan caso), precisamente quejándose de las ventajas que tiene el hermanito... o dejando de comer.

Fácilmente reaparecerán algunos celillos a medida que el bebé se haga más gracioso y más protagonista, pero a veces son ya muy exagerados y se convierten en una auténtica pesadilla incluso desde antes de su nacimiento. Lo mismo que la fiebre, esos celos no son más que un síntoma (tan llamativo y molesto como útil), que nos advierte del auténtico problema. **Tras los celos, siempre se esconde un sentimiento de inseguridad**. Quizás el niño presencia peleas continuas y vive en un ambiente inestable, **o no se siente querido** porque se le está pretendiendo educar a base de castigos y amenazas, pues en ambos casos, no tolerará que un hermano venga a robarle nada de lo poco que tiene. **O al revés** (y esto también es un error frecuente), sus padres han estado tan pendientes de evitarle cualquier dificultad y de satisfacer todos sus deseos, que **no ha podido aprender a conseguir nada por sí mismo** porque se lo han dado siempre todo hecho, y dependiendo totalmente de sus padres, es natural que tampoco quiera compartirlos con nadie.

LOS CELOS NO APARECERÁN SI EL NIÑO SE SIENTE SEGURO DEL AFECTO DE SUS PADRES Y DE SUS PROPIOS RECURSOS

Sería ridículo decir que una pareja debe procurar vivir en paz para evitar celos entre sus hijos. Hay lo que hay, y las consecuencias de un mal ambiente familiar, por desgracia, no se limitarán sólo a eso. Pero respecto a las otras actitudes que también engendran celos, cabría recordar, por un lado, que la educación supone practicar el equilibrio entre tolerancia y disciplina, pero la vara no es el mejor instrumento para lograr que los niños aprendan a comportarse debidamente, y por otro, que necesitan afecto y seguridad, pero también se debe estimular su independencia.

Alarmarse antes de tiempo o más de lo debido, aparte de inútil, puede ser contraproducente. Eso es lo que a veces ocurre con la prevención de los celos, pues a menudo, con la mejor intención y justo por querer evitarlos, son los mismos padres quienes los provocan. Especialmente cuando alguien con experiencia (o mejor dicho, con malas experiencias) les garantiza que el hermano se volverá absolutamente insoportable en cuanto nazca el otro, y ante tal perspectiva, ya durante el embarazo empiezan a «mentalizarlo», y en vez de explicarle que le ha tocado la lotería porque va a tener un hermanito, insisten una y otra vez en que a él le van a seguir queriendo igual, con lo que al niño se le acaba poniendo la mosca detrás de la oreja: pues si tanto le advierten de que no va a ocurrirle nada, es precisamente porque pintan bastos, igual que cuando le dicen que la vacuna no le dolerá, y luego ya se sabe lo que pasa.

La llegada de un hermano hay que anunciarla como un regalo, que de eso se trata (y más hoy en día). Y actuar como cuando se esperan a los Reyes Magos, que nadie prepara a los niños para que acepten los juguetes.

DECIRLE:
«¡QUÉ SUERTE! ¡VAS A TENER UN HERMANITO!»
ES MÁS VERDADERO Y ADECUADO QUE
«VAS A TENER UN HERMANITO, PERO NO TE PREOCUPES»

También es frecuente tratar de superar el problema, procurando demostrar más cariño al niño celoso. Claro que eso nunca viene mal, pero no debe ser una compensación. **No hay que indemnizar a los niños por el nacimiento de un hermano**. Por descontado, si la madre da un beso a su hijo recién nacido, lo natural es darle dos al otro, pero no por miedo a los celos, sino porque comprende su ansiedad y siente aún más ternura hacia él. En caso contrario, y especialmente si los padres se sienten «culpables» (?) de lo que el «pobre» (?) ha «perdido» (?) por haberle traído un compañero, se empieza repartiendo las caricias por obligación, y se acaba con que el mayor quiere también el chupete y el biberón, y que le paseen en el cochecito, y meterse en la cuna del bebé... Además, si se le acostumbra a obtener por sistema una atención especial cada vez que al bebé se le han de cambiar los pañales o recibe cualquier cuidado, el día que eso no ocurra, pensará que le están robando algo. Y aún peor: en el fondo puede creer que en realidad ya no le quieren, y que si le dan lo mismo que a su hermano, es para que no maree más. Lo cual, lamentablemente, acaba por ser cierto.

Cuando pase el tiempo, aparte de evitar comparaciones y preferencias injustas, conviene dar la vuelta a la tortilla y descubrirles el placer de compartir las cosas; pero por el momento sólo pueden compartir a los padres. En ese sentido, **va muy bien hacerles ver las ventajas que tienen por ser mayores, y pedir su colaboración para cuidar del pequeño**, procurando que se consideren como los protectores del más pequeño de la tribu, de ese meoncete indefenso que ni habla ni camina aún. Sentirse útiles les enseñará además que los cambios pueden suponer la aparición de nuevas posibilidades, pues con el nacimiento de su hermano han dejado de ser los más pequeños de la familia y se les permite desarrollar y gozar de mayor autonomía. De un día para otro, podrán proclamar con orgullo aquello de «Ya soy mayor», y con toda la razón, pues por lo menos, ya son «mayores»... que el otro.

No obstante la mejor receta para evitar los celos quizá sea olvidarse de su existencia y actuar con toda naturalidad, dando a cada hijo lo que necesite, sin preocuparse demasiado de lo que pueda pensar el otro. Porque **cuando se quiere a alguien de veras, no hay que esforzarse en demostrárselo**, ya lo nota.

LO MEJOR PARA EVITAR LOS CELOS ES NO PREOCUPARSE DEMASIADO Y ACTUAR CON NATURALIDAD

Y si tienen algunos celillos, recordar que eso es normal y pasajero, y no empezar con compensaciones forzadas, ni tampoco hacerles sentir culpables regañándoles, ni darles demasiadas explicaciones que realmente no necesitan. **Es mejor burlarse cariñosamente de sus celos**, haciéndoles sentir entre bromas que les comprendemos, pero que no tienen motivo para preocuparse. O sea, decirles la verdad, que eso es una buena receta para todo.

VACUNAS: SIN LA MENOR DUDA

Sobre las vacunas que debe recibir el niño, bastaría con tener clara una sola cosa: sin la menor duda, hay que ponerle las que diga su pediatra. Y aunque así suele hacerse, lo cierto es que a veces hay dudas.... y muchas.

¿Por qué no todos los niños se vacunan igual?

El calendario de vacunaciones sistemáticas es muy similar en todo el mundo, pero **las autoridades sanitarias de cada país**

o comunidad pueden añadir o suprimir determinadas vacunas, o variar la edad a la que deben ser administradas, adaptando la estrategia preventiva a su propia situación. Y por eso no debe extrañar que existan diferencias en el plan de vacunación que deben seguir los niños, dependiendo del lugar en que hayan nacido.

◪▶ *¿Por qué los pediatras no siguen siempre las recomendaciones oficiales?*
Los médicos **pueden reaccionar antes que la administración pública** cuando se cree mejor poner una vacuna a otra edad o aparece alguna nueva o más eficaz, y muchas veces se anticipan a los cambios que luego se incorporarán al calendario oficial. Por otro lado, **algunos niños se hallan en circunstancias especiales** que obligan a emplear vacunas que los demás no necesitan, o a variar el momento en el que deben recibirlas. Finalmente, **también hay vacunas que sólo se emplean en caso de epidemia o al desplazarse a determinadas zonas.**

◪▶ *Pero ¿sigue siendo necesario vacunarles contra enfermedades que ya ni existen?*
No lo sería si realmente no existieran, pero la viruela es la única que ha sido totalmente erradicada y por eso se ha dejado de vacunar contra ella. Es cierto que la poliomielitis es rara, y en las escuelas ya no hay siempre algún niño que cojea porque esa enfermedad le dejó una pierna inutilizada. Y la mayoría de médicos sólo han visto en un cuadro de Goya cómo se arrancan de la garganta de un enfermo con difteria las costras que le asfixian. Pero eso es así porque se sigue vacunando. Y **no se puede bajar la guardia** acogiéndose a una falsa sensación de seguridad.

◪▶ *De todas formas, también se vacuna contra infecciones poco peligrosas*
Pero nunca totalmente inofensivas. La rubeola suele serlo para los niños, salvo cuando están en el vientre de su madre, y tener

a toda la población vacunada está evitando abortos y gravísimas malformaciones en los bebés. El sarampión lo pasaba antes todo el mundo, mas para algunos supuso mucho más que seis días de fiebre alta y tos, que ya era bastante. Cuando se decide vacunar contra una enfermedad es porque **por un motivo u otro compensa hacerlo.**

◩▶ *Pues hay quien tiene a sus hijos sin vacunar y no les ocurre nada*

Al estar protegida la mayoría de la población frente a una determinada enfermedad infecciosa, dejan de producirse epidemias, y los no vacunados se benefician de ese hecho. Pero aunque **de momento** no les pase nada, corren inútilmente un riesgo que, desde luego, sería mucho mayor si esa actitud se generalizara. Y lo menos que ya les puede suceder, es que no les dejen entrar en muchos países.

◩▶ *Algunas personas creen que es mejor y más natural dejarles pasar las enfermedades normales*

Al vacunarlos contra una determinada enfermedad, **su organismo reacciona creando las defensas que le permitirían superarla y no volverla a padecer si la hubiera sufrido de forma natural. Pero no todos logran pasar esa infección sin pagar un precio,** y en algunas ocasiones ocurre lo peor y fallecen por «causas naturales». Y tan «naturales» son el virus del sarampión o el microbio que produce la tosferina como el virus de la viruela, el del SIDA... o las serpientes, cuyas picaduras no suelen ser mortales, pero tambien es «normal» que algunas lo sean. Como también es «natural» morirse de un ataque de apendicitis, que es una enfermedad muy «normal», mientras que una intervención quirúrgica es lo menos «natural» del mundo, y hasta el momento, no se sabe de nadie que estando en su sano juicio, haya decidido que no quería operarse de apendicitis porque la cirugía era algo poco «natural». En cualquier caso, convendría recordar a estos padres que los experimentos se hacen con gaseosa, y no con los hijos.

◪▶ *También se dice que tras las vacunas hay muchos intereses comerciales*
Si la medicina fuese un negocio, las vacunas serían una pésima inversión. Respecto a la industria farmacéutica, **pesa más la limitación de los recursos sanitarios** que las presiones que ella pudiera hacer.

◪▶ *¿Es verdad que las vacunas tienen agunos peligros?*
Pocos medicamentos han sido tan probados y resultan tan seguros como las vacunas. **La frecuencia de reacciones importantes es extraordinariamente baja**, y el riesgo de que una vacuna provoque un problema serio a un niño es bastante inferior al que tiene de sufrir un accidente de tráfico al trasladarse a la consulta del pediatra. Sólo en circunstancias que se conocen muy bien, podrían causar problemas con relativa frecuencia y en estas ocasiones se evita o se retrasa la vacuna, o en caso de alergia a alguno de sus componentes se cambia por otra que no lo lleve. En todo caso, **sus beneficios siempre superan con creces a sus riesgos y el mayor de todos es no ponerlas.**

◪▶ *¿Es cierto que la seguridad de la vacuna de la tos ferina es algo dudosa?*
Con esa vacuna se ha tenido una experiencia tan lamentable como instructiva. Hace ya bastantes años, se empezó a temer que no fuera tan inofensiva como parecía, y quizá provocase graves problemas a algunos niños. Muy pocos, desde luego, y la prudencia recomendaba seguir vacunando hasta acabar la investigación que se había emprendido, porque la tos ferina es una enfermedad grave y hasta mortal en los niños más pequeños. Lo cierto es que en 1974, en Japón decidieron dejar de ponerla. Ese año habían tenido menos de mil casos de tos ferina; la mayoría leves y ninguno mortal. Al siguiente tuvieron alrededor de diez

mil; bastantes niños quedaron para siempre con lesiones cerebrales y veinticinco murieron: mucho peor que si se hubieran vacunado, aunque finalmente se demostrase que la vacuna era culpable de todos los males que se le achacaban. Pero la alarma seguía, y muchos padres se negaban a vacunar a sus hijos contra la tos ferina, de modo que en 1978, en Inglaterra y Gales, sólo la recibían ya uno de cada tres niños. Poco después, sufrieron una epidemia con cuarenta y siete mil casos y más de doscientos muertos. Para entonces había acabado ya la investigación: **no se pudo demostrar que la vacuna de la tos ferina provocase ningún daño importante.** Se han hecho después muchos más estudios y ninguno ha podido probar que la vacuna cause problemas mayores **ni una sola vez.**

◪► *Entonces ¿por qué se utiliza ahora una vacuna distinta contra la tos ferina?*
Porque la antigua producía con bastante frecuencia pequeñas reacciones indeseables, como fiebre o una inflamación dolorosa en el punto de inyección, y ahora se dispone de una mejor en este sentido. En general, **las nuevas vacunas no sólo son más seguras si cabe, sino que también causan menos molestias.**

◪► *¿No es demasiado vacunarles contra tantas cosas?*
A lo largo del primer año se les administran vacunas contra seis o siete enfermedades distintas, preparadas con virus inactivados, o fragmentos o productos de los microbios incapaces de multiplicarse, mientras que **de forma natural entran en contacto con muchísimos más gérmenes vivos** sin que eso suponga la menor sobrecarga para su sistema defensivo.

◪► *Si todo esto es cierto ¿cómo se explica que haya profesionales que recomienden no vacunar?*
Entre los que practican alguna de las llamadas «medicinas alternativas», se esconden iluminados, charlatanes y embaucado-

res que dicen haber descubierto, nadie sabe cómo, que es malo vacunar a los niños, cuando **ningún auténtico profesional, sensato, bien informado y honesto puede rechazar las vacunas.** Por lo demás, hay quienes piensan que las medicinas alternativas son un camelo, mientras que otros confían plenamente en ellas, pero la realidad impone a todos una evidencia: los insensatos, los ignorantes y los estafadores existen.

ACCIDENTES

Desde el primer mes de vida hasta la adolescencia, los accidentes causan casi tantas muertes como todas las enfermedades juntas. Y aunque son mucho más frecuentes a partir del momento en que los niños empiezan a moverse por la casa, cada edad tiene sus peligros, y durante los primeros meses, el mismo tamaño, inmadurez y falta de autonomía del bebé lo hacen vulnerable a riesgos que él nunca crea, pues depende totalmente de sus padres.

DE TRÁFICO

No son los más frecuentes a esta edad, pero suponen el primer peligro que corren los niños al dejar la maternidad. Por mucho cuidado que se lleve y por muy corto que sea el trayecto, siempre es posible sufrirlos.

• En ningún caso deben viajar en brazos, y menos en el asiento delantero.

• Desde el primer día de vida, pueden ir sentados en sillas de seguridad especialmente diseñadas para ellos, sin el menor temor por su espalda.

• Existe en el mercado una amplia oferta de sillas que cumplen con las normativas vigentes, y que en muchos casos sirven también como tumbonas para que descansen en casa.

• Las sillas se fijan al coche con los cinturones de seguridad, pero el bebé también debe ir bien sujeto en ella con sus propias correas.

• Pueden colocarse en el asiento delantero o en el trasero, pero siempre en el sentido opuesto al de la marcha.

• Llevarlo delante tiene la ventaja de que el conductor puede observarlo sin riesgo de distraerse, pero si el vehículo tiene *airbag* para el acompañante, la silla del bebé no debe situarse ahí. Y si lo lleva para los cuatro pasajeros, será preciso desconectar alguno.

• Cuando el viaje ha de ser muy largo, van más cómodos en capazos de seguridad, fijados con los cinturones del vehículo al asiento trasero, y que algunas madres prefieren porque también pueden utilizarse como cochecito, acoplándolos a un chasis con ruedas.

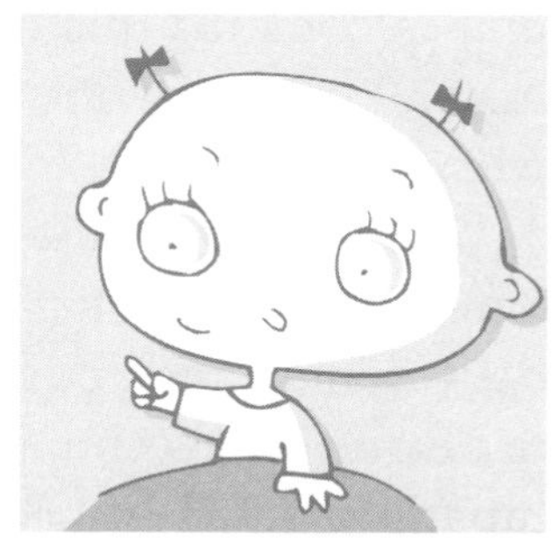

Por tanto, capazo o silla, pero con cinturón de seguridad desde el primer día. Y nada de decir que yendo con cuidado no pasa nada, y que total son cinco minutos, porque cualquiera puede despistarse o tener la mala suerte de topar con uno que se ha saltado el semáforo. Además, es mejor obligarse desde el principio, que si no, un día será por una cosa y al siguiente por otra, y si tanto va el cántaro a la fuente...

Porque yo no estoy muy allá en eso de la física, pero según dicen, el peso se multiplica tantísimo al pegar un frenazo, que ni Sansón sería capaz de retener a un bebé entre sus brazos, aparte de que él mismo podría espachurrarle. Nadie ignora que el asiento más peligroso es el de al lado del conductor, pero ni siquiera en los asientos de atrás debemos ir en brazos.

Lo de poner la silla del revés es muy lógico, porque si nos pegamos una torta yendo así, el cuello no nos baila, y como la espalda es más fuerte y ancha, el golpe se soporta y reparte mejor que si fuéramos mirando hacia delante, como el conductor debe (o debería) ir siempre.

El caso es que con el uso de esas sillitas, ha bajado mucho la cantidad de bebés que morían en los coches, aunque también ha ayudado lo suyo el prohibir correr tanto y quitar el carnet a los que conducen piripis, y toda las campañas que se hacen para concienciar al personal.

Sobre esto último, debo puntualizar algunas cosas. Lo de «Papá, no corras», no me extraña que haya pasado a la historia, porque es de un machismo impresentable. En cambio, me gusta mucho eso de «Si bebes no conduzcas». Tampoco me entusiasma la moda de poner en el coche la pegatina esa de «Bebé a bordo», porque, si acaso, habría que llevarla por dentro, para acordarse de no ahumarlo fumando y no dejarlo solo en el coche. Más lógico sería poner una calcomanía que dijera: «Personas a bordo: no sea usted animal». Porque ya entiendo que se debe pensar primero en nosotros, pero vamos...

Además, hay una ocasión en que los mayores debéis pasar antes que los niños: al cruzar la calle. Porque si viene algún loco del volante a toda pastilla y sólo ve a una persona sin darse cuenta de que está empujando el cochecito de un bebé, porque queda tapado por los coches aparcados, puede llevárselo por delante. De manera que, en estos casos, mejor empezar a atravesar la calle estirando del cochecito y no pasar hasta que los coches frenen.

EN LA CUNA

Aunque aquí sólo se describen los riesgos que la propia cuna puede suponer, no es raro que sea el lugar donde más a menudo sufren accidentes los bebés, teniendo en cuenta el tiempo que pasan solos en ella.

• Muy pocas veces son tan grandes como para pasarlos a una auténtica cuna antes de los cuatro meses, pero por si se quiere adquirir ya, conviene tener presente que la distancia entre los barrotes no debe ser superior a siete centímetros para impedir que su cabeza quede atrapada entre ellos.

• La cuna ha de ser estable. Los capazos con patas de caña o enea pueden vencerse con los movimientos del niño, y si es difícil que le pase nada grave por caerse resbalando, es mucho más peligrosa la posibilidad de que se quede atrapado a medio camino, con el cuello oprimido por el borde del moisés.

• No debe situarse cerca de muebles de los que pueda caer cualquier objeto encima de ella.

• Una sábana medio suelta y enrollada puede convertirse en una soga.

• El colchón tiene que adaptarse perfectamente al capazo, sin dejar huecos en los que el niño podría quedar aprisionado.

• Los bebés pueden asfixiarse si su cabeza queda hundida en un colchón demasiado blando o con almohadas que tampoco necesitan.

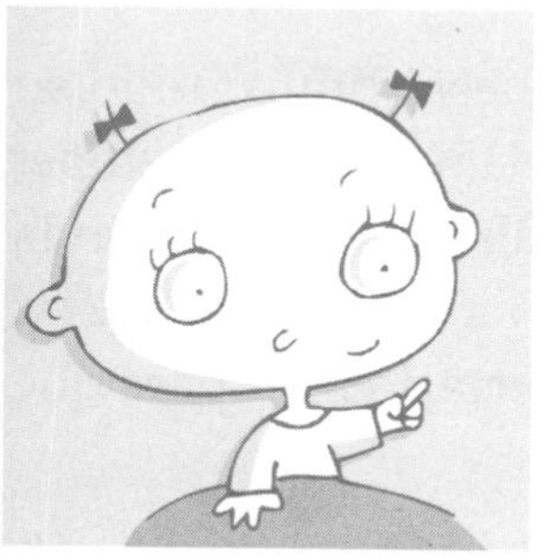

También hay que vigilar que los cantos de la cuna sean redondeados, y que no lleven tornillos o piezas que nos podamos tragar, ni pinturas peligrosas, pero con comprar una que tenga los papeles en regla, ya es más difícil que nadie se lleve un susto durmiendo en su cunita.

Por cierto, yo creo que los bebés hemos de dormir en nuestra cuna y no en la cama con los papás, que sois muy grandotes y a ratos tenéis un sueño demasiado pesado para nuestro gusto, y eso podría provocar un accidente. Por descontado, si estás dando el pecho a tu niño en la cama y los dos os quedáis dormidos, o te apetece echarte una siesta con él, no pasa nada, pero salvo eso, mucho ojito.

Seguramente tampoco tenías la menor intención de pasar toda la noche con él en medio, pero se oye de todo, y ahora hay quien recomienda que los niños pequeños duerman siempre entre sus papás por la cosa de sentirse más protegidos. A lo mejor me equivoco, pero opino justo lo contrario: hay amores que matan y con tanta «protección» uno no espabila nunca y encima puede acabar espachurrado. Y cada oveja con su pareja, ¿no es eso? Pues entonces, no sé qué pintamos nosotros en una cama de matrimonio.

QUEMADURAS

Revisar la instalación eléctrica de la casa y no sobrecargar los enchufes, son precauciones que siempre deben tomarse para evitar incendios, igual que alejar de chimeneas y estufas cualquier material inflamable, y la cuna lo suele ser. Pero la mayoría de quemaduras importantes que sufren los bebés son causadas por el agua del baño y los biberones, y los termómetros no son el recurso más práctico para evitarlas.

• No conviene cargar con el niño mientras se está preparando su baño, pero si se hace y los grifos no tienen mezclador, hay que empezar siempre por el agua fría y añadir luego la caliente hasta lograr la temperatura adecuada, por si en un descuido alguna parte de su cuerpo se metiera en ella antes de tiempo. Y cerrarlo bien para que no gotee.

• La situación en que queda el codo al ir a introducir al bebé en la bañera, le convierte en el instrumento ideal para comprobar que el agua no esté demasiado caliente: es más sensible y está menos ocupado que las manos, no falla nunca, y es más fácil coger la costumbre de usarlo que acordarse del termómetro.

• No hay que fiarse de la temperatura exterior del biberón, y siempre se deben dejar caer las primeras gotas de leche sobre el dorso de la mano.

• Es peligroso utilizar microondas para calentar los biberones, porque no garantizan un reparto uniforme del calor. Y además, no es problema que los tomen a temperatura ambiente.

• No es muy conveniente utilizar vaporizadores de agua caliente para humidificar el aire, pero en todo caso, nunca deben manipularse cerca de los niños.

Y ya sólo faltan un par de cosas. Una: si alguien fuma por la calle mientras nos lleva en brazos, el humo del tabaco no será problema, pero al menor descuido, o nos chamuscan con el cigarrillo o acabamos en el suelo por evitarlo. Y la otra: la leche la tomamos sola, y a nadie se le ocurre dárnosla con café, pero a más de un bebé le ha caído encima el de sus padres.

CAÍDAS

Con mucho, las caídas son los accidentes más corrientes entre los niños, y aunque las peores suelen ocurrir cuando ya son mayorcitos, también los bebés pueden llevarse algo más que un susto a causa de ellas. Porque cuando un crío ya corre, no es probable que le pase nada muy grave por caer desde su propia altura, y la cuestión es evitar que se suba o se asome donde no debe y que baje las escaleras como un loco, mientras que ahora, si se tropieza llevándolo en brazos, para él todo serán caídas desde más de un metro, y desde esa distancia, un golpe directo de la cabeza contra unas baldosas puede ser fatal.

• Es muy imprudente hacer las labores domésticas con el bebé en brazos.

• Los juguetes de un hermanito que todavía no ha aprendido a recogerlos provocan muchas caídas.

• Si el hermanito se empeña en llevarlo en brazos cuando casi ni puede con él, es fácil que ambos acaben en el suelo.

• Las alfombras deben estar bien sujetas al suelo con cintas adhesivas especiales.

• Un suelo brillante es a veces tan resbaladizo como una mancha de aceite en el de la cocina.

• Es fácil tropezar con una baldosa medio levantada.

• Si se transportan en portabebés, deben ir bien sujetos con sus correas, lo mismo que cuando están un poco incorporados en su sillita y empiezan a manifestar sus deseos de echarse más hacia delante.

• Las bañeras y mesas portátiles se pliegan a veces de forma inesperada.

• Aunque «aún no se mueva», más vale acostumbrarse a no dejar nunca a un bebé en una superficie elevada.

Porque es verdad que las caídas son menos frecuentes mientras no podemos desplazarnos por nuestra cuenta, pero algunos bebés se pegan batacazos enormes cuando se les deja en sitios altos, pensando

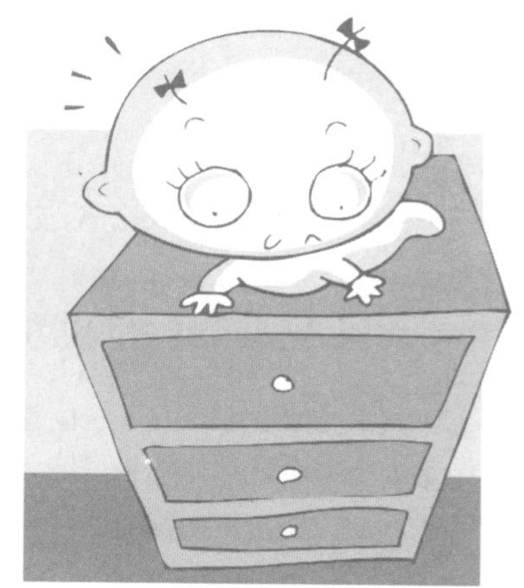

que van a estarse quietos y no pueden caer. Y es que eso de que no nos movemos, es muy relativo. Primero, porque nacemos con reflejos automáticos y, por ejemplo, si la planta del pie nos toca con algo, estiramos la pierna de golpe y podemos salir disparados. Y segundo, porque en esto de los accidentes más vale ir por delante y no fiarse mucho de que aún no somos capaces de hacer algo, que las cosas cambian de día en día y muchas veces los padres se enteran de que su hijo ya da vueltas en la cama, justo el día que se cae de ella. Bueno, aún no es problema dejarnos en el centro de la cama pero, por lo demás, nada de fiarse ni un instante, que somos muy rápidos y un segundito para buscar un pañal es a veces suficiente para que un bebé se estrelle mientras le están cambiando.

En fin: seguro que ya tenías presente todo esto, pero por decirlo, que no quede. Y para compensar, voy a explicarte una cosa que llama la atención a muchas mamás y que no tiene nada que ver con las caídas, pero sí con las alturas: si un día alzas a tu hijo de golpe, o subes en uno de esos ascensores que frenan a lo bestia, y ves que entonces cierra los ojos y pone la misma cara que cuando está apretando para hacer cacas, no es que vaya estreñido, sino que los bebés también tenemos derecho a tener vértigo, como todo hijo de vecino.

OTROS ACCIDENTES

La mayor parte de los accidentes que quedan por describir, tienen relación con la obstrucción de las vías respiratorias o son causados por objetos de uso común.

• No deben emplearse chupetes con partes rígidas que puedan desprenderse o quedar encajadas en la boca del bebé.

• Los juguetes que pronto empezarán a chupar y a morder deben ser de materiales no tóxicos, de bordes redondeados y sin partes que se puedan desprender ni alambres en su interior, y los de los hermanos mayores no siempre cumplen esas condiciones.

• Aunque a los tres meses aún no son capaces de coger voluntariamente las cosas, ya se llevan las manos a la boca y conviene mantener lejos de su alcance los muchos pequeños objetos que podrían acabar en su estómago o en sus bronquios: fichas de juegos, muñecos o cochecitos de plástico, sorpresas de las que se encuentran en el interior de huevos de chocolate, pilas planas venenosas, cuentas de collares, medallas, botones, imperdibles...

• Si su ropa lleva botones, deben ir por detrás, ser grandes y estar bien cosidos.

• Además de ser más prácticas, las tiras adhesivas de velcro no tienen los riesgos de los imperdibles.

• La angorina y los tejidos que sueltan pelo pueden ir a parar a las vías respiratorias del bebé. Más peligroso es aún que respire polvos de talco, y por eso nunca deben espolvorearse directamente sino aplicar con la mano, y vigilar que no caigan al suelo, porque es fácil que eso también cause alguna caída.

• Las finas bolsas que dan en las tiendas para meter la fruta aparecen en los lugares más insospechados de algunos hogares, y si una de ellas cae encima de la cara del bebé, lo puede asfixiar.

• Las caperuzas con lazos y los collares utilizados para colgar una medalla o el chupete pueden estrangular al bebé o dejarle un feo recuerdo. Las pulseras son también peligrosas.

• Si se prefiere tomar la temperatura en el recto, el termómetro no debe introducirse por el ano más de un centímetro y medio, pues en caso contrario, se corre el riesgo de lesionarles el intestino. Algunos termómetros ya llevan un tope para impedir que eso pueda ocurrir.

• Los broches de la madre o la abuela pueden hacer daño en la cara o el ojo del bebé al llevarlo en brazos.

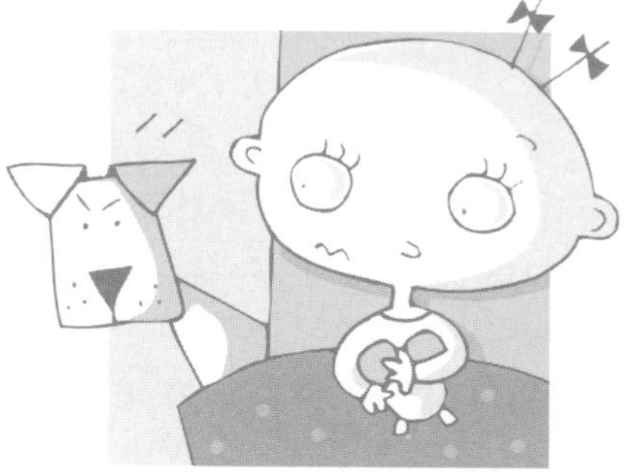

Para acabar, quiero decir que lo de dejarnos solos en casa es un buen argumento para una película, pero de miedo. Porque cualquier peligro es mayor cuando estamos sólos... o con una compañía poco recomendable, como la de los perros, que a muchos les gustan los niños pero a veces en el mal sentido, y aparte de que los hay muy celosos, a todos se les pueden cruzar los cables un día y tu hijo preferirá que estando solito en su cuarto no aparezca ningún animal, incluyendo en esa categoría a los hermanitos mosqueados.

LA MUERTE SÚBITA DEL LACTANTE

Un bebé, perfectamente sano el día anterior, es encontrado muerto en la cuna sin el menor aviso y sin que la autopsia ofrezca explicación alguna. No hace falta decir que ésta es una de las más terribles y desesperantes experiencias que les puede tocar vivir a unos padres, a quienes sólo se les puede decir que su hijo ha fallecido a causa de un «síndrome de muerte súbita del lactante». Es decir, por un proceso que provoca esa tragedia en algunos niños, pero cuya causa aún se ignora.

Sin embargo, si se aborda aquí este tremendo y raro problema es porque hoy se conocen varios factores que aumentan la probabilidad de padecerlo y que son fácilmente evitables.

EL RIESGO DE MUERTE SÚBITA DISMINUYE SI EL BEBÉ NO DUERME BOCA ABAJO, NO SE LE HACE PASAR CALOR Y NO RESPIRA HUMO DE TABACO

Desde luego, esos factores no son su causa. La muerte súbita afecta a bebés que tienen un defecto todavía mal definido y que aún no se puede detectar. Pero se sabe que el dormir boca abajo, el sobrecalentamiento por exceso de abrigo o calefacción, y el humo de tabaco, hacen más probable que la padezcan los pocos bebés que ya tienen esa predisposición. Y como no se puede distinguir cuáles son esos niños, las medidas de prevención deben aplicarse a todos, de igual forma que todos deben viajar en sillas de seguridad aunque la mayoría no vaya a sufrir nunca un accidente.

EL PROBLEMA

◩▶ *¿Es una enfermedad nueva o más corriente que antes?*

Con las mejores condiciones de vida y el progreso de la medicina, ha disminuido muchísimo la mortalidad infantil y la «muerte súbita del lactante», que **antes pasaba casi inadvertida** entre tantas enfermedades fatales, se ha vuelto hoy muy aparente, y en algunos países es la primera causa de muerte de los bebés de más de un mes. Por otro lado, hasta hace no mucho, los niños dormían muy a menudo en la misma cama de los padres, y cuando uno aparecía muerto, se creía que había sido asfixiado inadvertidamente por ellos, o **se atribuía el fallecimiento a otras causas** que hoy se saben equivocadas.

¿Con qué frecuencia ocurre?

Aunque existe en todo el mundo, sólo se tienen datos de los países desarrollados, y como promedio, en ellos fallece por esta causa un bebé por cada seiscientos niños que nacen vivos. Sin embargo, hay grandes diferencias de un lugar a otro, **y en España sólo afecta a uno de cada tres mil bebés** aproximadamente. Pero ante un problema así, poco es demasiado, sobre todo cuando se ha comprobado que su frecuencia **disminuye al adoptar las medidas preventivas recomendadas.**

¿No se sabe nada sobre su causa?

A pesar de las numerosas investigaciones que se están efectuando, se desconoce la causa última que da lugar a la muerte súbita del lactante, y probablemente no sea una sola sino varias, como sucede con muchas enfermedades, que sólo se producen cuando se combinan distintos factores. Hoy **se cree que estos niños tienen alteraciones en los centros del sistema nervioso que regulan la respiración y el funcionamiento del corazón**, que acaban por fallar espontáneamente o quizá por la intervención de otros factores.

¿No podría ser por culpa de las vacunas?

Entre los dos y los seis meses todos los niños deben vacunarse tres veces, de modo que no es nada extraño que una muerte súbita coincida más o menos con la vacunación. Durante ese período, el azar hará que una cuarta parte se produzcan en los quince días siguientes a la vacuna, pero una de cada sesenta, justo el día después. Y aunque el asunto **ha sido estudiado a fondo, y no se ha encontrado ninguna relación sospechosa**, es absolutamente comprensible que muchos padres se resistan a aceptar que la vacuna no tiene la culpa de nada, cuando lo que ellos saben es que su hijo estaba perfectamente hasta entonces. Y también es fácil de entender que en los medios de comunicación pueda aparecer esa idea cada vez que se produce una coincidencia tan alarmante como casual.

LAS MEDIDAS PREVENTIVAS

¿Hasta cuándo deben dormir de espaldas?

La muerte súbita es poco común después de los seis meses, y la mayor parte de casos se producen entre los dos y los cuatro, de modo que se les ha de acostar así **hasta que cumplan medio año.** Además, tampoco hay pruebas de que a partir de entonces la postura influya, lo cual es un alivio, porque para entonces ya suelen dormir como más les place.

¿Y no es mejor acostarles boca abajo para que no se asfixien si vomitan o sacan un poco de leche? ¿No será que por querer disminuir el riesgo de algo tan raro, se aumente el de algo mucho más corriente?

A pesar de lo que a menudo se cree, no es normal que los bebés sanos respiren la leche que ocasionalmente devuelven, porque su propia tos lo impide. Y si tienen algún problema especial, tampoco el dormir planos boca abajo es la mejor postura para evitarlo, porque la posición doblada en que queda el cuello puede hacerles difícil toser libremente. En principio, **los niños que regurgitan mucho tampoco deberían dormir boca abajo,** y la mayoría de pediatras opinan que **lo más recomendable es acostarles sobre el lado derecho,** pues en esa postura suelen devolver menos y es menor el riesgo de aspirar leche o sufrir una muerte súbita que estando boca abajo. **También hay raras enfermedades que obligan a saltarse esta norma, pero los bebés sanos y sin problemas deben dormir de espaldas.**

Pero ¿no se les puede dejar boca abajo ni un momento?

El riesgo sólo existe durante el sueño y es mayor por la noche, de manera que **si están despiertos no hay problema.** Y cuando ya levantan la cabeza, muchos bebés prefieren esa postura para poder ver algo más que el cielo cuando se les lleva de paseo, y desde luego, no hay el menor inconveniente en que vayan así.

¿Y si el niño llora y sólo consigue dormirse si está boca abajo?

Es raro que esto ocurra si se les acostumbra desde el principio, y siempre se les puede dar la vuelta cuando ya se han dormido. Sin embargo, además de que algunos aprenden muy pronto a ponerse como más les apetece, otros se oponen rotundamente desde el primer día a dormir en cualquier otra postura. En estos casos, conviene tener presente que **la muerte súbita es muy rara** y que **dormir boca abajo sólo es uno de los muchos factores que la hacen más probable en unos pocos bebés** que tienen un defecto todavía poco claro. Y tampoco es una frivolidad pensar que **si la propia naturaleza del bebé le hace elegir esa posición, quizá será porque para él no supone peligro alguno.**

Pero ¿cuántos factores aumentan el riesgo de muerte súbita?

Hay muchos, pero **los que interesa conocer son la postura al dormir, el exceso de abrigo o calefacción y el humo de tabaco**, porque los restantes son circunstancias que no se pueden cambiar o que ya debieran evitarse por otros motivos.

¿Es verdad que a los bebés criados al pecho les pasa menos?

Así parece ser, pero **ésa no es la principal ventaja de la lactancia materna ni mucho menos**. Exactamente **igual sucede con el hecho de fumar durante el embarazo**, que aumentando un poco la probabilidad de muerte súbita, ya no es **nada recomendable por motivos mucho más poderosos** que ese riesgo añadido, mucho más remoto.

PRIMEROS AUXILIOS

Además de tomar las medidas adecuadas para evitarlos, conviene saber cómo actuar cuando los bebés sufren un accidente, y los primeros auxilios son también una forma de prevención de problemas mayores.

RASGUÑOS Y HERIDAS

• **Lavar con agua y jabón**, y aclarar bien.

• **Si sangra, apretar con gasas o trapos limpios durante un par de minutos** o el tiempo que haga falta para que cese la hemorragia. Si no hay forma de que pare, acudir a urgencias sin dejar de presionar fuertemente sobre la herida durante todo el traslado.

• **Cuando no ha sido más que un rasguño o una herida superficial y los bordes están juntos, poner luego algún antiséptico como la mercromina y dejarla al aire**, salvo que esté en una zona de roce, en cuyo caso será mejor taparla con una gasa estéril. **Repetir la cura cada día** hasta que se formen costras.

• **Si es una herida profunda o sus bordes quedan separados**, el niño debe ser visitado antes de seis horas, pues **puede ser necesario dar unos puntos o poner unas tiritas especiales** para aproximarlos, y transcurrido ese plazo, los márgenes de la herida habrán empezado a cicatrizar y sería preciso cortarlos antes de coserla.

• **Si se trata de un pinchazo profundo siempre es necesario consultar** por si hubiese causado alguna lesión interna.

• Con la excepción de los pinchazos superficiales, **no se debe intentar sacar los objetos que hayan penetrado al causar una herida**, sino inmovilizar la zona y acudir a urgencias.

GOLPES Y FRACTURAS

• **Si sólo es un pequeño golpe, poner encima un poco de hielo** envuelto en plástico fino o una bolsa de verduras congeladas o con agua fría durante diez minutos, descansar otros diez minutos y repetir. Cuanto más pronto se haga, más pequeño será el chichón.

• **Si el bebé ha perdido el conocimiento** aunque sólo hayan sido unos segundos, **tiene que ser reconocido por un médico**, y también **es preferible que le visiten si se ha golpeado en la cabeza o el abdomen**.

• No es raro que un niño vomite o se quede dormido tras el susto y el llanto provocados por una caída; pero **cuando vomitan repetidas veces o no dejan de llorar al poco rato, o se quedan adormilados y cuesta más de lo habitual despertarlos, se debe acudir a urgencias**.

• Aunque sea una idea muy extendida, **no es malo dormir después de haberse dado un golpe en la cabeza**. El problema es creer que alguien está durmiendo cuando en realidad está inconsciente, confundiendo el sueño con un estado de coma. Por eso, más que no dejarles dormir, **hay que asegurarse de que se les puede despertar como siempre**.

• **Cuando se sospecha una fractura**, por una deformidad evidente o porque algún movimiento provoca el llanto del niño, **hay que procurar inmovilizar lo mejor posible la zona afectada en la postura que resulte menos molesta** antes de llevarlo al hospital. Pero **si se teme una lesión en la columna vertebral**, especialmente frecuentes en accidentes de tráfico o caídas desde alturas considerables, **es muy importante no moverle el cuello durante el traslado**, y si no se está muy seguro, es mejor esperar a que llegue personal especializado.

QUEMADURAS

• **Si son pequeñas y solamente han producido un cierto enrojecimiento de la piel, basta con poner compresas de agua fría** durante unos diez minutos y aplicar después una crema hidratante.

• **En cualquier otro caso, se debe consultar con el pediatra o acudir al hospital**, especialmente si la quemadura es extensa o ha afectado la cara, las manos, los pies o la zona de los genitales. **Nunca se deben utilizar ungüentos, pomadas, cremas, ni remedios caseros de ningún tipo**.

• **Cuando aparecen ampollas, de momento es mejor procurar que no se rompan** y esperar a que el médico decida la mejor forma de tratar cada caso.

• **Si el bebé se escalda la boca** por un biberón demasiado caliente, **ponerlo boca abajo** para que expulse la leche, **lavársela con agua fría**, y llevarlo a urgencias.

• **En quemaduras importantes**, después de **quitar la ropa** que pueda sacarse fácilmente **pero no la que haya quedado adherida, sumergir la zona en agua fría o ponerla bajo el grifo** hasta que parezca cesar el dolor, **y luego aplicar compresas empapadas con agua fría** hasta que el niño sea visitado, lo más pronto posible.

• **Si se ha encendido la ropa del bebé, hacerlo rodar sobre el suelo o envolverlo con una manta** para que las llamas se apaguen al faltarles oxígeno. **Nunca intentar quitársela antes de que esté completamente apagada**, pues eso avivaría el fuego.

• **Cuando la quemadura es muy extensa y grave, envolver al niño con una sábana limpia, abrigarlo con una manta y salir urgente-**

mente hacia el hospital procurando poner compresas frías durante el traslado.

• **En quemaduras causadas por substancias químicas, quitar la ropa y lavar la zona con abundante agua** al menos durante veinte minutos, cubrirla con una gasa o una sábana limpia **y acudir a urgencias** sin olvidarse de llevar el envase o la etiqueta del producto responsable.

OTROS ACCIDENTES

• **En caso de mordedura** por animales domésticos (incluidos los que andan sobre dos piernas), **lavar con agua y jabón** la herida **y acudir al médico** aunque no parezca necesario coserla, puesto que muchas veces hay que utilizar antibióticos para que no se infecte o poner una inyección para prevenir el tétanos.

• **El hielo alivia las molestias causadas por las picaduras de mosquitos e insectos corrientes,** que suelen ser inofensivas salvo si se infectan o en caso de alergia a la picadura de las abejas.

• **Cuando un niño ha inhalado humo o gases tóxicos**, hay que **sacarlo al aire libre** y, si es necesario, **hacerle la respiración artificial y el masaje cardíaco** mientras se pide ayuda para **trasladarlo al hospital**.

• **Si cualquier líquido peligroso cae en los ojos del bebé, lavárselos inmediatamente con agua abundante** antes de llevarlo a urgencias.

• Las intoxicaciones, tan temibles cuando el niño ya empieza a caminar, son extremadamente infrecuentes durante los primeros meses de vida, y sólo podría causarlas un error al administrar un medicamento equivocado o en dosis incorrecta, o una confusión garrafal al tomar por agua un tóxico transparente. Por el momento, pues, y pensando sobre todo en el futuro, basta con tener presente que **cuando un niño se intoxica** no siempre es bueno hacerle vomitar ni darle leche, y que **lo mejor es llevarlo inmediatamente al hospital, o telefonear al Servicio de Información Toxicológica** que indicará lo que debe hacerse en cada caso. Aunque su número consta en los envases de numerosos productos de limpieza para uso doméstico, conviene tenerlo en la agenda telefónica particular.

EL «ABC» DE LA REANIMACIÓN

Si mientras se espera la llegada de personal especializado, se intenta ya reanimar a una persona que está inconsciente y no respira, siempre aumentarán las posibilidades de tener éxito. Pero esto es aún más cierto en los niños, pues muchas veces sólo necesitan que se les coloque la cabeza en una buena posición para volver a respirar espontáneamente y no llegar a un paro cardíaco. **El método que debe seguirse en los bebés tiene algunas importantes particularidades destacadas en el texto**.

«A» DE «ABRIR»: APERTURA DE LAS VÍAS RESPIRATORIAS

Primer paso fundamental de la reanimación: permitir que pueda llegar aire a los pulmones.

- Colocar al bebé boca arriba sobre una superficie plana y dura.

- Inclinar **muy ligeramente** su cabeza hacia atrás (siempre que no esté lesionada) empujádola con una mano.

• Poner la punta de los dedos de la otra mano debajo de la barbilla y levantársela cuidando de no cerrarle la boca.

• Sacar cualquier cosa que pueda tener en el interior de la boca.

• Comprobar si respira, poniendo el oído cerca de su boca y nariz y observando a la vez el pecho.

• Si no respira, asegurarse de que en su boca no haya quedado nada que se lo impida.

«B» DE «BOCA»: RESPIRACIÓN BOCA A BOCA - NARIZ

Empezar inmediatamente si no respira pese a haberle despejado las vías respiratorias.

• Mantenerlo con la boca abierta y el cuello estirado, tal como se ha descrito.

• Coger un poco de aire respirando normalmente.

• Cubrir con la boca la **nariz y la boca** del niño.

• Soplar **muy suavemente,** espirando el aire de forma natural hasta que se le levante algo el pecho.

• Separar la boca para dejar que salga el aire, y repetir tres veces seguidas tan pronto como le baje el pecho.

• Poner el oído para escuchar el corazón del niño.

• Si late, continuar a un ritmo **de veinte respiraciones por minuto** aproximadamente (una cada tres segundos), comprobando cada minuto que el corazón siga latiendo.

«C» DE «CORAZÓN»: MASAJE CARDÍACO

Debe efectuarse siempre que no se oigan latidos tras haber iniciado la respiración artificial.

- Apoyar **los dedos** medio y anular de una mano en el centro del pecho, un poco por debajo del nivel de las tetillas.

- Hacer **cinco compresiones** con suficiente fuerza como para deprimir el tórax unos dos centímetros, luego una respiración boca a boca, y después otras cinco compresiones.

- Seguir así durante un minuto aproximadamente y volver a comprobar si ya le late el corazón.

- Mientras no se le oiga el corazón, continuar igual.

- Si ya tiene latidos pero aún no respira por sí solo, seguir con la respiración boca a boca.

Acabar hablando de respiración artificial y masaje cardíaco puede dejar mal sabor de boca, pero también es una forma de dejar las cosas en su justo punto, a medio camino entre la prudencia y la confianza; porque los bebés tienen los inconvenientes y las ventajas de todo lo nuevo: aunque pueden aparecer con algún defecto de fabricación más o menos fácil de remediar, lo normal es que estén impecables, y que sus piezas tengan muchos años por delante antes de empezar a desgastarse y dar problemas. Es cierto que tienen un sistema defensivo inmaduro, pero disponen de las defensas que reciben durante el embarazo y de la protección adicional que supone la lactancia materna. Y si la naturaleza les hace nacer dependiendo absolutamente de sus madres, también hace que ellas estén preparadas para darles lo que necesitan: cuentan para ello con su instinto, con su sentido común, y con su capacidad para aprender.

Si éste no es tu primer hijo, habrás comprobado cuánto hay de verdad en esto, pues es muy probable que no tuvieses el menor problema durante sus primeros meses, a pesar de actuar a veces de forma distinta a la que aquí se recomienda. Aunque también es fácil que tras tu propia experiencia o con la lectura de estas páginas hayas decidido rectificar algunas cosas, tampoco ahora serás la madre «perfecta» que ningún bebé espera encontrar, sino la que siempre hace por él todo lo que puede y sabe. Ni estás obligada a más, ni tu hijo te pide otra cosa.

Se suele afirmar que el sentido común es el menos común de los sentidos, pero quizá sea más exacto decir que es el menos utilizado. Y criar bien a un bebé es fundamentalmente una cuestión de sentido común. Puedes y debes confiar en el tuyo.